Manual de Coletas em
Oftalmologia

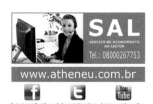

Manual de Coletas em Oftalmologia

Editores
Milton Ruiz Alves
Ruth Miyuki Santo
Joyce Hisae Yamamoto Takiuti
Tatiana Tanaka

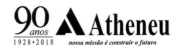

EDITORA ATHENEU

São Paulo —	*Rua Jesuíno Pascoal, 30* *Tel.: (11) 2858-8750* *Fax: (11) 2858-8766* *E-mail: atheneu@atheneu.com.br*
Rio de Janeiro —	*Rua Bambina, 74* *Tel.: (21)3094-1295* *Fax: (21)3094-1284* *E-mail: atheneu@atheneu.com.br*

CAPA: Equipe Atheneu
PRODUÇÃO EDITORIAL: MWS Design

CIP-BRASIL. CATALOGAÇÃO NA PUBLICAÇÃO
SINDICATO NACIONAL DOS EDITORES DE LIVROS, RJ

M251
Manual de coletas em oftalmologia / editores Milton Ruiz Alves ... [et al.]. - 1. ed. - Rio de Janeiro : Atheneu, 2019.
    : il.

    Inclui bibliografia
    ISBN 978-85-388-0930-2

    1. Oftalmologia - Manuais, guias, etc. 2. Olhos - Doenças - Diagnóstico. I. Alves, Milton Ruiz.

18-53188   CDD: 617.7
                       CDD: 617.7

Leandra Felix da Cruz – Bibliotecária – CRB-7/6135
15/10/2018 22/10/2018

Alves MR; Santo RM; Takiuti JHY; Tanaka T
Manual de Coletas em Oftalmologia

©Direitos reservados à EDITORA ATHENEU — São Paulo, Rio de Janeiro, 2019.

Editores

Milton Ruiz Alves

Livre-docente pela Disciplina de Oftalmologia da Faculdade de Medicina da Universidade de São Paulo – FMUSP. Professor-associado do Departamento de Oftalmologia do Hospital das Clínicas da Faculdade de Medicina da Universidade de São Paulo – HC-FMUSP. Doutorado em Ciências Médicas pela Universidade de São Paulo – USP.

Ruth Miyuki Santo

Médica Assistente do Departamento de Oftalmologia do Hospital das Clínicas da Faculdade de Medicina da Universidade de São Paulo – HC-FMUSP. Professora Colaboradora da FMUSP. Pós-graduação em Medicina pela Universidade Juntendo, Tóquio, Japão.

Joyce Hisae Yamamoto Takiuti

Professora Colaboradora da Faculdade de Medicina da Universidade de São Paulo – FMUSP. Doutora pela Universidade de Tóquio, Japão. Corresponsável pelo Serviço de Uveítes do Hospital das Clínicas da FMUSP.

Tatiana Tanaka

Médica Assistente do Departamento de Oftalmologia da Faculdade de Medicina da Universidade de São Paulo – FMUSP. Doutoranda em Ciências Médicas pela USP. Especialização em Retina e Vítreo pelo Hospital das Clínicas da FMUSP.

Colaboradores

André Mario Doi

Médico Patologista Clínico. Médico Assistente da Seção de Biologia Molecular da Divisão de Laboratório Central do Hospital das Clínicas da Faculdade de Medicina da Universidade de São Paulo – HC-FMUSP.

Bruno Fortaleza de Aquino Ferreira

Graduação em Medicina pela Universidade Federal do Ceará – UFC. Residência Médica em Oftalmologia pelo Hospital das Clínicas da Faculdade de Medicina da Universidade de São Paulo – HC-FMUSP. Especialização em Retina e Vítreo pelo HC-FMUSP.

Carlos Eduardo Hirata

Graduação em Medicina pela Faculdade de Medicina da Universidade de São Paulo – FMUSP. Doutorado em Ciências Médicas pela USP. Médico Assistente do Setor de Uveítes do Hospital das Clínicas da FMUSP.

Daniela Lima de Jesus

Médica Assistente do Hospital das Clínicas da Faculdade de Medicina da Universidade de São Paulo – HC-FMUSP, Setores de Pronto-socorro e Estrabismo. Doutorado em Ciências Médicas pela USP.

Eduardo Ferracioli Oda

Graduação em Medicina pela Faculdade de Medicina da Universidade de São Paulo – FMUSP. Residente em Oftalmologia pelo Hospital das Clínicas da FMUSP.

Elenice Messias do Nascimento Gonçalves

Biologista Encarregada do Serviço de Parasitologia Clínica da Divisão de Laboratório Central do Hospital das Clínicas da Faculdade de Medicina da Universidade de São Paulo – HC-FMUSP. Doutorado em Ciências pelo Departamento de Patologia da FMUSP. Mestrado em Parasitologia pelo Instituto de Ciências Biomédicas da USP.

Flavio Fernandes Villela

Doutorado em Ciências Médicas pela Faculdade de Medicina da Universidade de São Paulo – HC-FMUSP. Coordenador do Setor de Lentes de Contato do HC-FMUSP.

Gustavo Sakuno

Graduação em Medicina pela Universidade Federal do Paraná – UFPR. Residente em Oftalmologia pelo Hospital das Clínicas da Faculdade de Medicina da Universidade de São Paulo – HC-FMUSP.

João Nóbrega de Almeida Júnior

Médico Assistente do Setor de Microbiologia da Divisão de Laboratório Central do Hospital das Clínicas da Faculdade de Medicina da Universidade de São Paulo – HC-FMUSP. Doutorado pela FMUSP. Pós-doutorado pela FMUSP.

José Antônio de Almeida Milani

Médico Assistente da Clínica Oftalmológica do Hospital das Clínicas da Faculdade de Medicina da Universidade de São Paulo – HC-FMUSP. Doutorado em Ciências Médicas pela FMUSP.

Juliana Mika Kato

Graduação em Medicina pela Faculdade de Medicina da Universidade de São Paulo – FMUSP. Residente em Oftalmologia pelo Hospital das Clínicas da FMUSP.

Karoline de Lemes Giuntini Corrêa

Farmacêutica-Bioquímica. Especialista em Microbiologia. Ecologista do Laboratório Microbiologia DLC do Hospital das Clínicas da Faculdade de Medicina da Universidade de São Paulo – HC-FMUSP.

Luciane de Carvalho Sarahyba da Silva

Biomédica pela Universidade de Mogi das Cruzes – UMC. Especialização em Patologia Clínica pela Universidade de São Paulo – USP. Encarregada do Setor de Biologia Molecular da Divisão de Laboratório Central do Hospital das Clínicas da Faculdade de Medicina da USP.

Luiza Manhezi Shin de Oliveira

Graduação em Medicina pela Universidade Estadual de Campinas – Unicamp. Residência Médica em Oftalmologia pela Universidade de São Paulo – USP. Especialização em Oculoplástica, Córnea e Cirurgia Refrativa pela USP.

Marcelo Hatanaka

Diretor Técnico do Serviço de Glaucoma do Departamento de Oftalmologia do Hospital das Clínicas da Faculdade de Medicina da Universidade de São Paulo – HC-FMUSP. Doutor em Ciências Médicas pela FMUSP.

Maria Renata Gomes Franco

Graduação em Biomedicina pela Universidade de Mogi das Cruzes – UMC. Especialização em Patologia Clínica pelo Hospital das Clínicas da Faculdade de Medicina da Universidade de São Paulo – HC-FMUSP. Mestrado em Ciências pela FMUSP.

Matheus Ivan Schmitz Vieira

Residência Médica em Oftalmologia pela Universidade Estadual de Campinas – Unicamp. Mestrado em Ciências Médicas pela Unicamp. Especialização em Transplante de Córnea pela Unicamp.

Patricia Kakizaki

Graduação em Medicina pela Universidade Federal do Paraná – UFPR. Residência Médica em Oftalmologia pela Escola Paulista de Medicina da Universidade Federal de São Paulo – EPM/Unifesp. Especialização em Retina e Vítreo pela EPM/Unifesp.

Patricia Maria Gomez Cerqueira

Graduação em Medicina pela Universidade Metropolitana de Santos – Unimes. Residência Médica em Oftalmologia pelo Hospital das Clínicas da Faculdade de Medicina da Universidade de São Paulo – HC-FMUSP. Especialização em Glaucoma e Plástica Ocular pelo HC-FMUSP.

Patrícia Picciarelli de Lima

Patologista Ocular da Divisão de Anatomia Patológica do Hospital das Clínicas da Faculdade de Medicina da Universidade de São Paulo – HC-FMUSP. Especialização em Córnea e Doenças Externas pelo HC-FMUSP. Residência Médica em Patologia pelo HC-FMUSP. Residência Médica em Oftalmologia pela Universidade de Santo Amaro – UNISA.

Rodrigo Hideharo Sato

Graduação em Medicina pela Faculdade de Medicina da Universidade de São Paulo – FMUSP. Residência Médica em Oftalmologia pelo Hospital das Clínicas da FMUSP. Preceptor da Residência Médica em Oftalmologia do HC-FMUSP.

Sergio Luis Gianotti Pimentel

Chefe do Setor de Retina da Clínica Oftalmológica do Hospital das Clínicas da Faculdade de Medicina da Universidade de São Paulo – HC-FMUSP. Especialização em *Research Fellowship* pela Beaumont Hospital Oakland University. Doutorado em Ciências Médicas pela FMUSP.

Thais Sabato Romano di Gioia

Médica Assistente da Microbiologia da Divisão de Laboratório Central do Hospital das Clínicas da Faculdade de Medicina da Universidade de São Paulo – HC-FMUSP. Especialização em Microbiologia no HC-FMUSP. Residência em Patologia Clínica/Medicina Laboratorial pelo HC-FMUSP.

Thaisa Silveira Barbosa

Graduação em Medicina pela Faculdade de Medicina da Universidade de São Paulo – FMUSP. Residente em Oftalmologia pelo Hospital das Clínicas da FMUSP.

Valéria Teixeira Alves Rosa

Farmacêutica Chefe do Laboratório de Microbiologia da Divisão de Laboratório Central do Hospital das Clínicas da Faculdade de Medicina da Universidade de São Paulo – HC-FMUSP (até 2017). Aprimoramento em Patologia Clínica pelo HC-FMUSP. Especialista em Análises Clínicas pela Sociedade Brasileira de Análises Clínicas – SBAC.

Vera Lucia Pagliusi Castilho

Chefe do Laboratório de Patologia Clínica da Divisão de Laboratório Central do Hospital das Clínicas da Faculdade de Medicina da Universidade de São Paulo – HC-FMUSP. Doutorado em Ciências Médicas pela FMUSP.

Yoshitaka Nakashima

Graduação em Medicina pela Faculdade de Medicina da Universidade de São Paulo – FMUSP. Residência Médica em Oftalmologia pelo Hospital das Clínicas da Faculdade de Medicina da Universidade de São Paulo – HC-FMUSP. Doutorado em Ciências Médicas pela FMUSP.

Apresentação

As infecções oculares podem ter diferentes fatores de risco de acordo com o segmento ocular acometido. Mas, em todos os casos, os pontos fundamentais para o melhor prognóstico visual dos pacientes são o diagnóstico etiológico e a instituição do tratamento adequado precocemente. Ainda que seja possível o tratamento empírico baseado no quadro clínico e na experiência do oftalmologista, o diagnóstico etiológico de certeza só será estabelecido pela investigação laboratorial. O padrão-ouro, considerado pela maioria da comunidade médico-científica, é a identificação do agente causal pelo exame direto e/ou cultura. Infelizmente, no olho, em razão da nobreza dos tecidos, nem sempre é possível obter quantidade suficiente de material; e o crescimento dos agentes nas culturas nem sempre é obtido. As novas técnicas de biologia molecular possibilitam identificação mais rápida e com menor quantidade de material, mas permanecem inacessíveis para a maioria dos casos. Dificuldades ainda mais básicas referem-se à padronização na coleta de material e escolha dos métodos mais adequados para a investigação laboratorial.

Com o intuito de melhorar o atendimento, maximizar o prognóstico visual dos pacientes com infecção ocular e aprimorar o ensino dos médicos residentes no Hospital das Clínicas da Faculdade de Medicina da Universidade de São Paulo – HC-FMUSP, foi realizado um esforço conjunto das equipes do Departamento de Oftalmologia e da Divisão de Laboratório Central (Laboratórios de Microbiologia, Parasitologia e Biologia Molecular) para a padronização de coletas de material biológico nas infecções oculares. As orientações resultaram em um manual de coletas, inicialmente para uso interno. A carência de literatura nacional com uma linguagem clara e de fácil reprodutibilidade estimulou a elaboração deste Manual, que visa auxiliar os oftalmologistas na sua prática diária com relação à abordagem das infecções oculares, refletindo de forma direta no bem-estar dos pacientes.

Ruth Miyuki Santo

Prefácio

O médico oftalmologista brasileiro não dispõe de um manual atualizado que o oriente corretamente no passo a passo para a coleta de material ocular. As preocupações dos autores com o tema os incentivaram a oferecer aos leitores um texto prático, objetivo, atualizado e contendo as informações essenciais necessárias para se tomar a decisão correta em cada caso. O estilo do manual reflete as qualidades pessoais de seus autores moldadas no rigor do método e vivenciadas na prática clínica diária exercida na Clínica Oftalmológica do Hospital das Clínicas da Faculdade de Medicina da Universidade de São Paulo – HC-FMUSP.

Caro leitor, na Seção 1, você encontrará orientações gerais e a descrição dos materiais de coletas disponíveis, bem como orientações sobre o processamento analítico dos materiais oculares em laboratório. Na Seção 2, de forma simplificada, você obterá o passo a passo para a coleta e a orientação terapêutica em casos de suspeita de ceratite infecciosa (por bactérias, fungos, micobactérias e *Acanthamoeba*) e de conjuntivite neonatal. Na Seção 3, também de forma descomplicada, você terá acesso aos critérios, métodos, materiais de coleta e orientação terapêutica para o enfrentamento de infecções intraoculares (infecção associada a *buckle* escleral, endoftalmite, infecção pós-cirurgia antiglaucomatosa, evisceração pós-endoftalmite) e uveítes.

O manual não esgota as possibilidades de coleta e não aprofunda demais a abordagem terapêutica. Pretende-se que seja um guia de consulta rápida e que esteja presente ao lado do oftalmologista no dia a dia da clínica. Mais do que nunca, é fundamental que os médicos tenham acesso à informação essencial para tomar a correta decisão terapêutica. Nesse sentido, o manual é uma riqueza não apenas por expor detalhadamente os materiais e métodos de coleta, mas, principalmente, por nortear uma prática clínica de melhor qualidade aos milhares de oftalmologistas que estão na linha de frente da assistência oftalmológica. Os autores almejam que suas experiências possam ser replicadas em outros serviços neste e em outros estados da União.

Convido você à leitura deste manual, com a convicção de que fizemos o melhor: *"O que tem que ser tem muita força"* (Guimarães Rosa).

Milton Ruiz Alves

Sumário

Seção I – MATERIAIS E LABORATÓRIO

Coordenadora: Tatiana Tanaka

1. **Materiais de Coleta, 3**
   Luiza Manhezi Shin de Oliveira
   Valéria Teixeira Alves Rosa
   Thais Sabato Romano di Gioia
   André Mario Doi
   João Nóbrega Almeida Júnior

2. **Processamento Analítico, 9**
   2.1. Microbiologia, 9
   Valéria Teixeira Alves Rosa
   Karoline de Leme Giuntini Corrêa
   Maria Renata Gomes Franco
   Thais Sabato Romano di Gioia

   2.2. Parasitologia, 14
   Elenice Messias do Nascimento Gonçalves
   Vera Lucia Pagliusi Castilho

   2.3. Biologia Molecular, 20
   Luciane de Carvalho Sarahyba da Silva
   André Mario Doi

   2.4. Patologia, 24
   Juliana Mika Kato
   Joyce Hisae Yamamoto Takiuti
   Patrícia Picciarelli de Lima

Seção II – INFECÇÕES DA SUPERFÍCIE OCULAR
Coordenadora: Luiza Manhezi Shin de Oliveira

3. Úlceras de Córnea, 29
Luiza Manhezi Shin de Oliveira
Matheus Ivan Schmitz Vieira
Juliana Mika Kato
Thaisa Silveira Barbosa
José Antônio de Almeida Milani
Ruth Miyuki Santo

4. Ceratite por *Acanthamoeba*, 41
Rodrigo Hideharo Sato
Juliana Mika Kato
Flavio Fernandes Villela
Ruth Miyuki Santo

5. Conjuntivites Neonatais, 47
Eduardo Ferracioli Oda
Daniela Lima de Jesus

Seção III – INFECÇÕES INTRAOCULARES
Coordenador: Bruno Fortaleza de Aquino Ferreira

6. Endoftalmite Infecciosa, 55
Bruno Fortaleza de Aquino Ferreira
Juliana Mika Kato
Patricia Kakizaki
Tatiana Tanaka

7. Infecções após Cirurgia Antiglaucomatosa, 65
Eduardo Ferracioli Oda
Gustavo Sakuno
Patricia Maria Gomez Cerqueira
Marcelo Hatanaka

8. **Infecções Associadas a Implante de *Buckle* Escleral, 71**
   Luiza Manhezi Shin de Oliveira
   Bruno Fortaleza de Aquino Ferreira
   Thaisa Silveira Barbosa
   Sergio Luis Gianotti Pimentel

9. **Evisceração Pós-endoftalmite, 75**
   Juliana Mika Kato
   Thaisa Silveira Barbosa
   Patrícia Picciarelli de Lima
   Yoshitaka Nakashima

10. **Uveítes, 79**
    Eduardo Ferracioli Oda
    Tatiana Tanaka
    Carlos Eduardo Hirata
    Joyce Hisae Yamamoto Takiuti

Índice Remissivo, 87

SEÇÃO I
MATERIAIS E LABORATÓRIO
Coordenadora: Tatiana Tanaka

1 Materiais de Coleta

Luiza Manhezi Shin de Oliveira
Valéria Teixeira Alves Rosa
Thais Sabato Romano di Gioia
André Mario Doi
João Nóbrega Almeida Júnior

Orientações gerais

- É imprescindível o uso de equipamentos de proteção individual (luvas estéreis, avental e máscara) para evitar contaminação do material e acidente com risco ao profissional.
- Os meios devem sempre ser retirados no momento da coleta do material biológico, pois devem estar sob armazenamento em condições adequadas.
- Antes da inoculação do material coletado, deve-se conferir se não há turvação dos caldos ou crescimento de colônias nas placas (nesses casos, deve-se substituir o meio a ser utilizado).

Descrição dos materiais

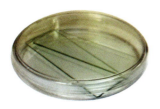

Lâminas de vidro
Permitem a bacterioscopia e pesquisa de fungos e *Acanthamoeba* spp.

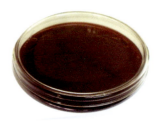

Ágar sangue

Oferece condições de crescimento à maioria dos microrganismos.

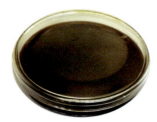

Ágar chocolate

Meio enriquecido, utilizado para semear material coletado quando há suspeita de conjuntivite hiperaguda, pois favorece o crescimento da *Neisseria* spp.

Outros microrganismos exigentes, como *Haemophilus* spp., *Branhamella catarrhalis* e *Branhamella* spp. também têm crescimento facilitado nesse meio.

Ágar Thayer Martin

Específico para crescimento de *Neisseria gonorrhoeae* e *Neisseria meningitidis*, utilizado para semeadura em casos de conjuntivites hiperagudas, assim como a placa de ágar chocolate.

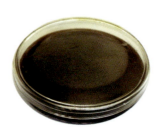

Trata-se do ágar chocolate contendo vancomicina, colistina, trimetoprim e nistatina, que inibem o crescimento de microrganismos saprófitos da flora local, viabilizando assim o crescimento de microrganismos patogênicos de crescimento mais lento, como *Neisseria* spp.

Ágar Sabouraud
Utilizado para o cultivo de fungos filamentosos e leveduriformes.

Caldo de tioglicolato
Meio líquido versátil, altamente nutritivo, utilizado para a cultura de anaeróbios, microaerófilos e aeróbios.

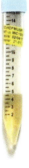

Caldo BHI (*Brain Heart Infusion*) com antibióticos
Caldo BHI seletivo.

Meio altamente nutritivo contendo ciprofloxacino e vancomicina, utilizado para inoculação de materiais clínicos em caso de suspeita de infecção fúngica.

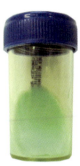

Meio Lowenstein Jensen

Meio de cultura à base de ovos, sais, glicerol e adição de verde malaquita, que auxilia na inibição do crescimento de microrganismos da flora local, favorecendo o crescimento de micobactérias.

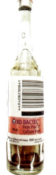

Frasco de hemocultura aeróbio infantil (BD BACTEC® Peds Plus)

Meio de cultura para organismos aeróbios.

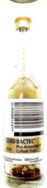

Frasco de hemocultura anaeróbio adulto (BD BACTEC® Plus Anaerobic)

Meio específico para germes anaeróbios.

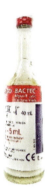

Frasco de hemocultura para fungos e micobactérias (BD BACTEC® Myco/F)

Utilizado para inocular material coletado quando há suspeita de infecção por micobactérias e fungos filamentosos, especialmente dimórficos, como *Histoplasma capsulatum*.

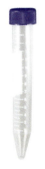

Tubo cônico, estéril 15 mL (Falcon®)

Tubo seco para armazenamento de material para estudo microbiológico.

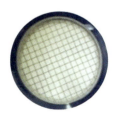

Membrana de acetato de celulose 0,22 µm (Sartorius AG, Alemanha, 47 mm)

Membrana porosa utilizada para a filtração de soluções aquosas, recuperação de organismos e estudo de ligação de receptores.

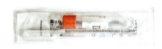

***Kit* PCR para *Chlamydia/Neisseria gonorrhoeae* (Abbot Laboratories)**

Swab para coleta de secreção conjuntival em pacientes com conjuntivite hiperaguda.

Microtubo

Tubo de polipropileno com fundo cônico.

Amplamente utilizado para armazenamento, centrifugação, congelamento e reações de PCR.

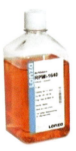

Meio RPMI

Tubo contendo meio líquido isosmótico, enriquecido com aminoácidos, eletrólitos e fatores de crescimento. Utilizado para o transporte de amostras biológicas a serem processadas na citometria de fluxo.

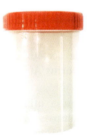

Frasco coletor universal

Frasco de armazenamento de material para estudo anátomo-patológico.

2

Processamento Analítico

2.1 MICROBIOLOGIA

Valéria Teixeira Alves Rosa
Karoline de Leme Giuntini Corrêa
Maria Renata Gomes Franco
Thais Sabato Romano di Gioia

As condições inflamatórias dos olhos podem ocorrer devido a uma variedade de doenças, e os microrganismos desempenham um papel importante, tanto nas doenças agudas, quanto nas crônicas. A facilidade de detecção de agentes infecciosos depende de vários fatores, incluindo o sítio da infecção e a gravidade do processo inflamatório. O frequente uso empírico de antimicrobianos tópicos também contribui para a menor positividade dos métodos de detecção do patógeno.

A **conjuntivite** pode ser causada por diversos microrganismos, *i.e.* bactérias, vírus, fungos e parasitas. A conjuntivite bacteriana é frequentemente associada *ao Staphylococcus aureus* e bactérias que tipicamente acometem o trato respiratório superior: *Haemophilus influenzae, Streptococcus pneumoniae* e *Branhamella catarrhalis*. Em pacientes adultos, *S. pneumoniae, H. influenzae* e *Neisseria gonorrhoeae* são as principais causas em infecções de comunidade em hospedeiros hígidos, enquanto *Pseudomonas aeruginosa* e enterobactérias são mais frequentes em imunossuprimidos e em pacientes hospitalizados. Já a *Chlamydia trachomatis* tem sido isolada em todos os grupos etários, porém, assim como a *Neisseria gonorrhoeae,* requer meios de cultivo específicos ou ainda métodos moleculares, sendo necessário fazer contato com o Laboratório disponível antes da coleta para verificar os métodos disponíveis. Estes últimos dois agentes bacterianos são importantes também em conjuntivites neonatais.

Trauma ocular, cirurgias oftalmológicas complicadas e uso de lente de contato constituem fatores de risco para as **ceratites infecciosas.** Nos casos de ceratites bacterianas associadas ao uso de lente de contato, a *Pseudomonas aeruginosa* é o agente etiológico mais comum.

Dentre as ceratites bacterianas, os agentes mais comumente envolvidos são: *Staphylococcus aureus, Staphylococcus* coagulase negativo, *Streptococcus pneumoniae, Streptococcus* do grupo *viridans, Pseudomonas aeruginosa* e *Branhamella* spp. Menos comumente, podem ser causadas por enterobactérias, *Neisseria gonorrhoeae, Haemophilus influenzae, Actinomyces* spp., *Cutibacterium acnes (Propionibacterium acnes)* e *Clostridium perfringens. Mycobacterium fortuitum* e *M. chelonae* podem causar ulceração crônica.

Na **endoftalmite pós-cirúrgica**, os isolamentos mais comuns são os cocos Gram-positivos (predominantemente *Staphylococcus* coagulase-negativos), *Pseudomonas aeruginosa* e *Bacillus* sp. No caso de endoftalmite crônica (de aparecimento crônico, ocorrendo meses ou anos após a procedimento cirúrgico) o agente mais comum é o *Cutibacterium acnes* (antigo *P. acne*), e, portanto, este não deve ser considerado um contaminante. Na **endoftalmite pós-trauma**, são mais comumente isolados *Bacillus cereus* e demais espécies, e bacilos Gram-negativos fermentadores, além dos fungos demáceos, *Fusarium* sp. e algumas micobactérias ambientais, como *M. chelonae*. Na **endoftalmite endógena**, que normalmente acomete pacientes imunocomprometidos, são encontrados os mesmos agentes das bacteremias e fungemias, sendo os mais frequentes *Staphylococcus aureus, Streptococcus pneumoniae*, enterobactérias e espécies de *Candida*.

Frente a isso, é fundamental solicitar os exames adequados, de acordo com a epidemiologia e fator de risco, pois nem todo microrganismo cresce em qualquer meio cultura e/ou atmosfera e temperatura de incubação. No pedido médico é importante descrever com detalhes o material ocular enviado para análise (raspado, biópsia, *swab*, conjuntiva, córnea, humor aquoso, humor vítreo, outros), e não somente "olho", e também identificar a lateralidade.

Para melhor capacidade diagnóstica é importante a semeadura e inoculação da amostra biológica nos meios de cultura adequados, como descrito nos capítulos específicos, e também executar os processos analíticos no laboratório de forma adequada, como descrito a seguir.

No caso de sítios não estéreis, como a conjuntiva, é fundamental conhecer a flora local dos sítios de coleta para a interpretação correta de um microrganismo isolado no meio de cultura. Assim, nos espécimes de anexos oculares, a coleta de material do olho contralateral pode ser útil. Compreendem flora normal da conjuntiva mais frequentemente os estafilococos e, mais raramente, os *Streptococcus* do grupo *viridans*, *Streptococcus pyogenes*, *Corynebacterium* sp., *Streptococcus pneumoniae* e *Neisseria* sp. que podem ser também potenciais patógenos.

Processamento analítico

Os materiais mais comumente recebidos são secreção conjuntival, raspado de úlcera de córnea, humor vítreo, humor aquoso e líquido de conservação de córnea.

Seguem os fluxos de trabalho do Laboratório de Microbiologia, Divisão do Laboratório Central, HC-FMUSP (Figuras 2.1.1 a 2.1.3).

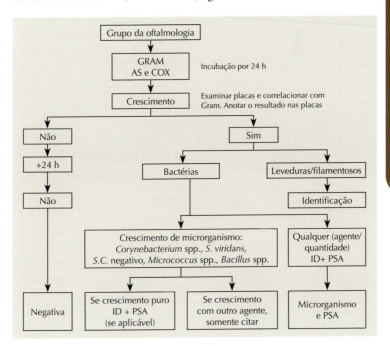

Figura 2.1.1 – Cultura de secreção conjuntival.
GRAM = exame bacterioscópico com coloração de Gram; TIO = cultura em caldo tioglicolato (meio enriquecido); ID = identificação; PSA = prova de sensibilidade aos antimicrobianos; AS = ágar sangue; MC = ágar MacConkey; COX = ágar chocolate.

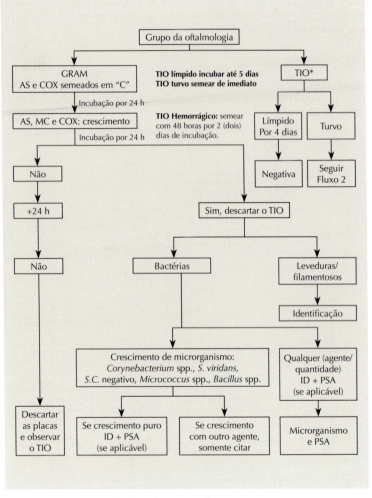

Figura 2.1.2 – Raspado de úlcera de córnea (Fluxo 1).
GRAM = exame bacterioscópico com coloração de Gram; TIO = cultura em caldo tioglicolato (meio enriquecido); ID = identificação; PSA = prova de sensibilidade aos antimicrobianos; AS = ágar sangue; MC = ágar MacConkey; COX = ágar chocolate.

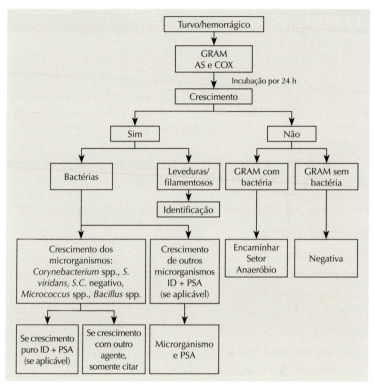

Figura 2.1.3 – Raspado de úlcera de córnea (Fluxo 2).
GRAM = exame bacterioscópico com coloração de Gram; TIO = cultura em caldo tioglicolato (meio enriquecido); ID = identificação; PSA = prova de sensibilidade aos antimicrobianos; AS = ágar sangue; MC = ágar MacConkey; COX = ágar chocolate.

Referências bibliográficas

1. Azari, A.A. Conjunctivits: A Systematic Review of Diagnosis and Treatment. JAMA. 2013;310(16):1721-1729. doi:10.1001/jama.2013.280318.
2. Baron, E.J. A Guide to Utilization of the Microbiology Laboratory for Diagnosis of Infectious Diseases: 2013 Recommendations by the Infectious Diseases Society of America (IDSA) and the American Society for Microbiology (ASM). Clinical Infections Disease. 2013 DOI: 10.1093/cid/cit278.
3. Garcia, Lynne Shore; Isenberg, Henry D. Clinical Microbiology Procedures Handbook. 2010. American Society of Microbiology. Third edition.

2.2 PARASITOLOGIA

Elenice Messias do Nascimento Gonçalves
Vera Lucia Pagliusi Castilho

A ceratite por *Acanthamoeba* se tornou mais comum nas últimas décadas. O diagnóstico laboratorial é uma importante ferramenta, tanto para desvendar casos desafiadores, quanto para comprovar a etiologia nos casos clássicos.

A seguir, descrevemos uma das técnicas existentes de coloração para os cistos de *Acanthamoeba* e a cultura do microrganismo.

Pesquisa de *Acanthamoeba* spp.: método de coloração por tricrômio[1]

Preparo dos reagentes

- **Formalina 10%**

Formol ....100 mL

Solução salina 0,9% q.s.p. ....1.000 mL

ou

Formol ....270 mL

Solução salina 0,9% q.s.p. ....1.000 mL

Homogeneizar a mistura em balão volumétrico de 1.000 mL.

- **Água tamponada pH 7,2**
  - ▫ **Solução tampão saturada**

Bicarbonato de sódio

Água reagente

Adicionar o bicarbonato de sódio em água reagente, com homogeneização constante até obter uma solução saturada.

  - ▫ **Água tamponada pH 7,2**

Gotejar a solução tampão saturada em água reagente, sob constante homogeneização e verificação do pH até obtenção do pH requerido.

- **Álcool ácido 90%**

Etanol PA..90 mL

Ácido acético glacial...0,5 mL

Homogeneizar em balão volumétrico.

- **Corante tricrômio**

Chromotrope 2R..0,6 g

Light green SF...0,3 g

Ácido fosfotúngstico...0,7 g

Ácido acético glacial..1 mL

Água reagente...100 mL

Misturar o ácido acético glacial com os componentes secos. Homogeneizar bem. Deixar em repouso no mínimo 30 minutos à temperatura ambiente. Adicionar a água reagente. Homogeneizar.

- **Etanol 70%**

Etanol PA..70 mL

Água reagente q.s.p..100 mL

Homogeneizar em balão volumétrico.

- **Etanol iodado 70%**

Preparar uma solução acrescentando 1 a 2 g de cristais de iodo a 100 mL de álcool 70%.

A coloração deverá ser semelhante com a de vinho do porto ou de chá forte.

- **Etanol 90%**

Etanol PA..90 mL

Água reagente q.s.p..100 mL

Homogeneizar em balão volumétrico.

Processo de coloração

- Lâminas de microscopia (76×26 mm), contendo raspados da úlcera de córnea, devidamente identificadas são conferidas com os dados contidos na solicitação de exames.

- Lâminas de microscopia (76×26 mm), contendo raspados da úlcera de córnea, são encaminhadas para a capela de exaustão e submetidas à coloração de tricrômio, descrita a seguir:

  - Colocar o esfregaço em etanol 70% por 5 minutos*.
  - Colocar o esfregaço em corante de tricrômio por 10 minutos.
  - Descorar em álcool ácido 90% por 1 a 3 segundos.
  - Lavar várias vezes em etanol PA.
  - Colocar o esfregaço em duas trocas de etanol PA por 3 minutos cada.
  - Colocar o esfregaço em duas trocas de xilol PA por 10 minutos cada.
  - Deixar secar.
  - Examinar de 200 a 300 campos em microscópio óptico comum, utilizando objetiva de imersão.

Pontos críticos do processo de coloração[1]

- Descoloração em álcool 90% acidificado tem como objetivo a remoção do iodo, esfregaço verde significa não remoção.

- Se durante as trocas de xilol PA ocorrer formação de nuvens, retornar a lâmina para o etanol PA e fazer a substituição.

- Corante de tricrômio deve ser trocado quando não apresentar cor púrpura escura.

- Durante as diversas passagens, o excesso de reagente deve ser retirado apoiando a lâmina em superfície absorvente (gaze, papel).

- Reagentes/reativos aliquotados para uso diário devem ser identificados, no mínimo, com nome, lote e data de validade.

Controle de qualidade do processo de coloração[1]

- Fazer a leitura de todo o esfregaço em objetiva de 10× para verificação de coloração e presença de estruturas maiores. Quando o esfregaço é minuciosamente fixado e a coloração realizada corretamente, o citoplasma dos trofozoítas se cora de verde azulado podendo apresentar traços púrpuros. Cistos tendem a ser mais púrpuros (Figura 2.2.1).

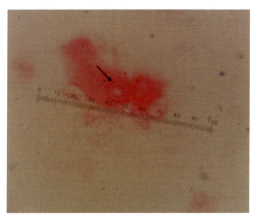

Figura 2.2.1 – Cisto de *Acanthamoeba* spp. (seta) com dupla parede. Coloração de Tricrômio. Aumento de 1.000 vezes. Laboratório de Parasitologia. DLC. HCFMUSP.

- Utilizar critério de repetibilidade para amostras em paralelo.
- Seguir as especificações técnicas e analíticas de acordo com o recomendado nas bulas do fabricante para a conservação de reagentes.
- Não utilizar quaisquer reagentes ou insumos fora do prazo de validade definido pelo fabricante.
- Validar novos lotes ou remessas diferentes, assim como novas marcas dos reagentes.
- Registrar manutenções preventivas dos equipamentos.
- Calibrar anualmente o microscópio e o micrômetro.
- Manter registro diário de temperatura dos equipamentos.
- Fazer dupla leitura com dois microscopistas capacitados e habilitados.
- Manter registros de controle de qualidade interno/externo.

NOTAS

- Usar equipamentos de proteção individual (avental, luvas e óculos) em todas as etapas.

- As lâminas podem permanecer por até 24 horas nas soluções assinaladas por asterisco (*), sem danos à qualidade do esfregaço ou coloração do organismo.

Cultura de *Acanthamoeba* spp. (amebas de vida livre)[2,3]

Preparo de ágar não nutritivo

Ágar (Difco)..1,5 g

Solução salina estéril ....100 mL

- Dissolver o ágar em 100 mL de solução salina, aquecer em banho-maria até completa dissolução. Distribuir o meio em tubos com rosca (*screw-capped*) 20×150 mm, à razão de 20 mL por tubo.

- Autoclavar (121 °C/15 minutos). Incubar o meio durante a noite, a 37 °C, para teste de esterilidade. Armazenar o meio à temperatura de 4 °C a 5 °C até dois meses.

- Quando necessário, fundir o ágar não nutritivo, deixar esfriar a 60 °C e distribuir em condições de assepsia total em placas de Petri de plástico (20 mL para placas de 100×15 mm ou 5 mL para placas de 60×15 mm).

- Armazenar as placas à temperatura de 4 °C a 5 °C por até três meses.

Preparo das placas

- Retirar as placas de ágar não nutritivo do refrigerador e deixar a 37 °C, 30 minutos, para estabilização da temperatura do meio.

- Com auxílio de um *swab*, passar sobre o ágar uma camada de suspensão de *Escherichia coli* (escala 5 de McFarland) inativada ou não. Para inativar, manter a suspensão por 2 horas a 56 °C.

- Fazer uma emulsão com a amostra e semear 100 µL na placa de ágar não nutritivo, previamente inoculada com bactérias.

- Selar e manter a 32 °C (28 °C - 35 °C).

Exame das placas[2,3]

- Acompanhar diariamente o crescimento por observação em microscópio óptico (preferencialmente em microscópio invertido), em aumento de 100 vezes, por 10 dias, pela presença de cistos e trofozoítos da *Acanthamoeba* spp.
- Na superfície do ágar, podem ser observadas trilhas, correspondentes às áreas de ingestão de bactérias pelas amebas.

NOTA: O material biológico suspenso na solução fisiológica pode ser mantido na geladeira por até uma semana. Não deve ser congelado.

Controle de qualidade[1-4]

- Verificar reagentes e meios de cultura semanalmente. Os reagentes devem estar límpidos e isentos de precipitados e contaminações visíveis. Os meios devem estar isentos de precipitados e contaminações visíveis.
- Examinar uma placa de ágar não nutritivo ao microscópio óptico ou invertido, em aumento de 400 vezes, para certificar-se da isenção de contaminação por fungos ou bactérias.
- Validar lotes ou marcas novas dos reagentes.
- Registrar manutenções preventivas dos equipamentos.
- Calibrar anualmente o microscópio e o micrômetro.
- Manter registro diário de temperatura dos equipamentos (geladeira e estufa).
- Manter registros de controle de qualidade interno/externo.

Referências bibliográficas

1. Gonçalves EMN, Castilho VLP. Coloração de Tricrômio para Protozoários – PT 00612. Parasitologia. Sistema IBM Notes. Criado em 16/06/2003. Revisão nº.:48 de março de 2018. Documentos do Sistema Integrado de Gestão. Divisão de Laboratório Central do Hospital das Clínicas da Faculdade de Medicina da Universidade de São Paulo – DLC HCFMUSP.
2. Mannis MJ, Tamaru R, Roth AM, Burns M, Thirkill C. Acanthamoeba sclerokeratitis. Determining diagnostic criteria. Arch Ophthalmol 1986;104:1313-7.
3. De Carli GA, Moura H. Cultivo de Amebas de Vida Livre. In: De Carli GA. Parasitologia clínica: seleção de métodos e técnicas de laboratório para o diagnóstico das parasitoses humanas. 2 ed. São Paulo: Atheneu, 2007; 439-47.
4. Gonçalves EMN, Castilho VLP. Controle de Qualidade em Parasitologia Clínica. In: De Carli GA. Parasitologia clínica: seleção de métodos e técnicas de laboratório para o diagnóstico das parasitoses humanas. 2 ed. São Paulo: Atheneu, 2007; 611-50.

2.3 BIOLOGIA MOLECULAR

Luciane de Carvalho Sarahyba da Silva
André Mario Doi

O diagnóstico laboratorial das infecções oculares, sejam superficiais ou invasivas, é um desafio na prática clínica, visto que os materiais clínicos obtidos para os exames muitas vezes são escassos, possuem composição complexa diferente de outros espécimes corporais e o inóculo do patógeno causador da infecção pode ser baixo.[1]

Desse modo, técnicas moleculares que realizam a amplificação do material genético de patógenos, utilizando a técnica da Reação em Cadeia da Polimerase (PCR), têm sido cada vez mais utilizadas para o diagnóstico dessas infecções.

Os testes moleculares usualmente possuem maior sensibilidade e especificidade que métodos convencionalmente utilizados, como a cultura e a sorologia. Além disso, muitas das infecções oculares são causadas por agentes não cultiváveis ou cujo cultivo é complexo para implementação na rotina laboratorial, como é o caso dos vírus em geral, alguns protozoários (exemplo *Toxoplasma gondii* e *Acanthamoeba* spp.) ou bactérias que não crescem em meios de cultura convencionais (exemplo *Chlamydia trachomatis*).[2]

Tabela 2.3.1 – Infecções dos anexos oculares (pálpebra, conjuntiva e vias lacrimais)[1]

Agente etiológico	Teste diagnóstico	Espécimes recomendados	Meios de transporte recomendados/tempo de transporte
Chlamydia trachomatis	PCR	*Swab*	Meio específico para PCR/2 horas
Herpes simplex	PCR	*Swab*	Meio específico para PCR ou Tubo estéril seco com solução fisiológica*/2 horas
Varicela zoster	PCR	*Swab*	Meio específico para PCR ou Tubo estéril seco com solução fisiológica*/2 horas
Adenovírus	PCR	*Swab*	Meio específico para PCR ou Tubo estéril seco com solução fisiológica*/2 horas

PCR = reação em cadeia da polimerase; * no máximo 0,1 mL de solução fisiológica 0,9% estéril.

Tabela 2.3.2 – Ceratites e ceratoconjuntivites[1]

Agente etiológico	Teste diagnóstico	Espécimes recomendadas	Meios de transporte recomendados/tempo de transporte
Acanthamoeba spp.	PCR	Raspado ou *swab*	Meio específico para PCR ou Tubo estéril seco com solução fisiológica*/2 horas
Herpes simplex	PCR	*Swab*	Meio específico para PCR ou Tubo estéril seco com solução fisiológica*/2 horas
Varicela zoster	PCR	*Swab*	Meio específico para PCR ou Tubo estéril seco com solução fisiológica*/2 horas
Adenovírus	PCR	*Swab*	Meio específico para PCR ou Tubo estéril seco com solução fisiológica*/2 horas
Mycobacterium spp.	PCR	Raspado	Meio específico para PCR ou Tubo estéril seco em solução fisiológica*/2 horas

Tabela 2.3.3 – Uveítes[1]

Agente etiológico	Teste diagnóstico	Espécimes recomendadas	Meios de transporte recomendados/tempo de transporte
Toxoplasma gondii	PCR	Aspirado de humor aquoso ou humor vítreo	Meio específico para PCR ou Tubo estéril seco com solução fisiológica*/2 horas
Herpes simplex	PCR	Aspirado de humor aquoso ou humor vítreo	Meio específico para PCR ou Tubo estéril seco com solução fisiológica*/2 horas
Varicela zoster	PCR	Aspirado de humor aquoso ou humor vítreo	Meio específico para PCR ou Tubo estéril seco com solução fisiológica*/2 horas
Citomegalovírus	PCR	Aspirado de humor aquoso ou humor vítreo	Meio específico para PCR ou Tubo estéril seco com solução fisiológica*/2 horas
Mycobacterium spp.	PCR	Aspirado de humor aquoso ou humor vítreo	Meio específico para PCR ou Tubo estéril seco com solução fisiológica*/2 horas

PCR = reação em cadeia da polimerase; * no máximo 0,1 mL de solução fisiológica 0,9% estéril.

Essas técnicas usualmente necessitam de coleta em meios de conservação e transporte específicos que evitem a degradação de DNA ou RNA da amostra a fim de manter sensibilidade analítica adequada.

As Tabelas de 2.3.1 a 2.3.3 apresentam agentes etiológicos importantes encontrados nas infecções oculares que geralmente são detectados por biologia molecular, o espécime clínico mais adequado, os meios de transporte geralmente recomendados e tempo de estabilidade das amostras em temperatura ambiente.[1,2] As infecções oculares podem acometer diferentes topografias, usualmente classificadas em: 1) Infecções de anexos oculares (pálpebra, conjuntiva e vias lacrimais), 2) Ceratites e/ou ceratoconjuntivites, 3) Endoftalmites e 4) Uveítes. Infecções de diferentes estruturas oculares requerem técnicas de coleta específicas, pois o perfil dos patógenos envolvidos varia de acordo com os sítios de infecção.[1,2]

A coleta adequada das amostras é fundamental para um resultado acurado e deve ser realizada por profissionais capacitados, muitas vezes, um procedimento médico, pelo tipo de abordagem invasiva. Usualmente recomenda-se que a coleta seja realizada antes da terapia, seja antimicrobiana, fúngica ou viral. Deve-se evitar também uso de outros medicamentos próximo ao momento de coleta (caso possível), uma vez que algumas substâncias podem interferir na PCR. Pelo fato das infecções oculares serem unilaterais ou bilaterais e as etiologias poderem ser diferentes é importante que a lateralidade seja indicada no frasco de coleta antes do envio do material para o laboratório.[1]

Recomenda-se que o transporte seja realizado assim que possível, no máximo 2 horas após coleta e preferencialmente refrigerado, uma vez que o DNA e principalmente o RNA podem sofrer degradação ao longo do tempo.

É importante ressaltar que, quando houver solicitação de outros exames que não exames moleculares como cultura e pesquisas realizadas em esfregaços, devem-se utilizar meios distintos.

Os materiais oculares muitas vezes são escassos. Assim, é fundamental que quando houver a requisição de diversos testes moleculares em quantidades pequenas de amostra, os exames sejam priorizados após discussão com o oftalmologista.

Com o desenvolvimento de novas tecnologias, principalmente na área de biologia molecular, as técnicas de PCR em gel de agarose para amplificação do material genético estão sendo substituídas pela técnica de PCR em tempo real, que possui maior sensibilidade, maior especificidade e menor chance de contaminação durante o procedimento.

Essas técnicas podem ser desenvolvidas em laboratório, onde a reação de PCR é realizada com reagentes e *primers* manufaturados separadamente (o desenho dos *primers* e composição dos reagentes podem ser escolhidos baseados em artigos científicos ou protocolos internacionais, como o *Centers for Disease Control and Prevention,* CDC), mas também podem ser adquiridas comercialmente. Nesse caso, tanto os reagentes quanto os *primers* são fornecidos em *kits* fechados desenvolvidos por empresas (sequência de *primers* não pode ser modificada). São testes relativamente complexos, que requerem *expertise* e que geralmente levam 8 horas para serem realizados. Geralmente a etapa de extração do DNA ou RNA é realizada separadamente da reação de PCR.

As reações podem ser desenvolvidas utilizando alvos únicos (cada patógeno é detectado em reações distintas) ou múltiplos alvos, como no caso da PCR *multiplex*, onde diversos *primers* podem ser utilizados na mesma reação, possibilitando a detecção de diversos patógenos em um único teste.

Recentemente, técnicas moleculares rápidas que fazem a extração do material genético, amplificação e detecção em uma única etapa com o mínimo de manuseio técnico têm sido disponibilizadas no mercado. São técnicas muito práticas, não exigem *expertise* técnica, uma vez que todos os reagentes necessários vêm em um único cartucho ou *packs* e que podem ser liberadas em curto espaço de tempo, de 1 a 3 horas dependendo da plataforma utilizada.

É importante ressaltar que, apesar de diferentes técnicas estarem disponíveis, é fundamental que o laboratório de biologia molecular realize, antes da implementação de um teste na rotina, uma validação criteriosa para cada tipo de material e de agente detectado. Pelo fato da matriz ocular ser distinta de outros espécimes clínicos mais comumente estudados e validados, como plasma, soro e sangue total, essa validação sempre deve ser realizada. Mesmo em testes moleculares comerciais e testes moleculares rápidos, a validação em materiais oculares geralmente não é descrita ou recomendada pelo fabricante, porém, ela deve ser realizada no laboratório.

Referências bibliográficas

1. Baron EJ, Miller JM, Weinstein MP, Richter SS, Gilligan PH, Thomson RB Jr, et al. A guide to utilization of the microbiology laboratory for diagnosis of infectious diseases: 2013 recommendations by the Infectious Diseases Society of America (IDSA) and the American Society for Microbiology (ASM)(a). Clin Infect Dis. 2013 Aug;57(4):e22-e121.
2. Gray LD, Gilligan PH, Fowler WC, eds. Cumitech 13B, Laboratory Diagnosis of Ocular Infections. Washington, DC: ASM Press, 2010.

2.4 PATOLOGIA

Juliana Mika Kato
Joyce Hisae Yamamoto Takiuti
Patrícia Picciarelli de Lima

O *cell block* é um bloco de parafina feito a partir do precipitado das células presentes em espécimes de líquidos corporais, como o vítreo, que são centrifugadas. É indicado quando se deseja obter alta concentração celular a partir destes líquidos, complementando o diagnóstico etiológico.

O material da vitrectomia obtido neste emblocado em parafina poderá ser avaliado quanto às características morfológicas do infiltrado celular, caracterizando granulomas, atipias celulares e identificação de tipos celulares e patógenos com colorações específicas. Todos os emblocados também podem ser avaliados através de colorações histoquímicas específicas para microrganismos, sendo: *Ziehl-Neelsen* para Bacilo Álcool Ácido Resistente (BAAR); *Grocott* e PAS (*Periodic Acid Schiff*) para fungo e BH (*Brown Hoops)* ou Gram para bactéria.[1]

Caso necessário, poderá ser ainda realizado neste mesmo bloco de parafina o exame imuno-histoquímico para agentes infecciosos (exemplos: herpesvírus, citomegalovírus, treponema, toxoplasma); ou para determinação de histogênese de eventuais processos neoplásicos (citoqueratinas para carcinoma; S100 e *melan A* para melanoma; e marcadores CD20, CD3 e antígeno Ki67 para linfoma).[2]

O *cell block* é confeccionado no laboratório de Patologia por técnicos em análises clínicas, técnicos em citopatologia ou farmácia.

O material vítreo pode ser coletado e enviado ao laboratório em seringas, tubos Falcon® ou frasco coletor universal, conforme explicado no Capítulo 1. No formulário de encaminhamento, deve-se preencher com detalhes todos os diagnósticos clínicos e as características do material para análise.

Materiais para confecção do *cell block*

- Cassete plástico para histologia;
- Seringa;

- Tubo Falcon®;
- Frasco coletor universal;
- Lápis preto, papel de seda para embrulhar o sedimento, centrífuga e citocentrífuga;
- Equipamentos de proteção individual (luva, máscara, avental e óculos de proteção).

Descrição do procedimento

Materiais recebidos em seringa

- As amostras são conferidas com as requisições;
- O cassete histológico é identificado com lápis;
- Todo o material da seringa é despejado em papel de seda umidificado com álcool 95%;
- Caso o material fique retido no bisel da agulha, retirá-lo com palito e colocá-lo no papel de seda;
- Dobrar o papel de seda contendo o material e colocar dentro do cassete;
- Fechar o cassete e enviar para processamento histológico, corte e coloração em Hematoxilina e Eosina.

Materiais recebidos em tubo Falcon® ou frasco coletor universal

- Se o material estiver no frasco coletor universal, passá-lo para um tubo de centrifugação e acrescentar 2 gotas de solução Bouin;
- Centrifugar o material por 5-7 minutos a 1.700 rpm;
- Desprezar o sobrenadante e acrescentar o PBS (solução de tampão fosfato), centrifugar novamente e desprezar o sobrenadante;
- Retirar o *pellet* do tubo de ensaio com auxílio de palito de madeira e colocar no papel de seda;
- Dobrar o papel de seda contendo o material e colocar dentro do cassete;
- Fechar o cassete e enviar para processamento histológico, corte e coloração em Hematoxilina e Eosina.

Técnica cedida pelas biólogas: Luciene M. A. Macedo e Marisa A. Silva (Laboratório de Patologia e Citopatologia do HC-FMUSP, Faculdade de Medicina, Universidade de São Paulo).

Referências bibliográficas

1. Junqueira LC, Carneiro J. Histologia Básica. 10 ed. Rio de Janeiro: Guanabara Koogan, 2004. p. 1-20.
2. Bales CE. Principles of Operation of a Laboratory of Citology In Koss LG. Koss' diagnostic cytology and its histopathologic bases. 5.ed. Philadelphia: Lippincott Williams & Wilkins, 2006. p.1622-1634.

SEÇÃO II
INFECÇÕES DA SUPERFÍCIE OCULAR

Coordenadora: Luiza Manhezi Shin de Oliveira

3

Úlceras de Córnea

Luiza Manhezi Shin de Oliveira
Matheus Ivan Schmitz Vieira
Juliana Mika Kato
Thaisa Silveira Barbosa
José Antônio de Almeida Milani
Ruth Miyuki Santo

Infecção corneana constitui um grave problema de saúde pública, sendo a quarta causa de perda visual no mundo, com prevalência aproximadamente 10 vezes maior nos países em desenvolvimento do que nos países desenvolvidos.[1-3]

Embora altamente associada à população rural, a ceratite infecciosa tem se destacado com o crescente uso de lentes de contato e drogas imunossupressoras. Doenças da superfície ocular, trauma ocular e cirurgia oftalmológica prévia (Figura 3.1) também se destacam como fatores de risco ao surgimento da infecção.[4]

Os achados clínicos mais frequentes da doença ativa são hiperemia ocular, hipópio, dor, lacrimejamento e turvação visual.[5] Lesão "seca", com opacidades branco-acinzentadas (Figuras 3.2 e 3.3), margens hifadas, lesões satélites e placas endoteliais são sugestivos de etiologia fúngica, especialmente em casos de pacientes submetidos a ceratoplastia penetrante, pós trauma com vegetal ou em usuários de lente de contato.[6-10]

Se tratada indevidamente ou diante de agente etiológico agressivo, a infecção pode evoluir com perfuração ocular, endoftalmite e perda do bulbo ocular.[11]

Mesmo com o tratamento instituído a tempo, após a resolução do quadro agudo, a cicatrização corneana e a irregularidade da superfície também podem trazer importante comprometimento visual.[11] Dessa forma, em razão da morbidade elevada, o diagnóstico etiológico precoce e o tratamento imediato são imperativos para o melhor prognóstico visual do paciente.

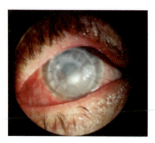

Figura 3.1 – Ceratite bacteriana em pós-operatório de transplante de córnea.
Cortesia: Dr. Rodolpho T. N. Matsumoto.

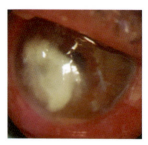

Figura 3.2 – Ceratite fúngica.
Cortesia: Dra. Fernanda Bakkar.

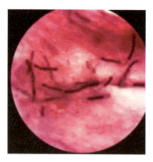

Figura 3.3 – Múltiplos filamentos micelianos observados a microscopia do raspado da lesão do paciente da Figura 3.2.
Cortesia: Valeria T. A. Rosa.

Método de coleta

- A coleta do material deve ser realizada na lâmpada de fenda.
- Instilar uma gota de cloridrato de proximetacaína 0,5% (Anestalcon®) no olho afetado.
- Usar máscara e luvas estéreis.
- Posicionar blefarostato estéril.
- Com ajuda de um auxiliar, coletar o material nas bordas da área infectada.
- Semear nos meios de cultura de acordo com a ordem sugerida a seguir.
- Enviar material imediatamente ao setor de Microbiologia do serviço.

Vários instrumentos são descritos para a coleta, como *swab* estéril de Dacron ou alginato de cálcio, lâmina de bisturi (lâmina 15), agulha descartável calibrosa, culturetes ou espátulas de Kimura.[12] A espátula de platina pode ser reesterilizada no local de coleta com dispositivo de aquecimento. Na Clínica Oftalmológica do Hospital das Clínicas da Faculdade de Medicina da Universidade de São Paulo – HC-FMUSP utilizam-se espátulas de aço esterilizadas em autoclave, fazendo a troca por uma nova espátula a cada raspado (Figuras 3.4 a 3.6).

Se o paciente for muito colaborativo, tentar coletar sem instilar anestésico tópico, pois o conservante presente na medicação pode inibir o crescimento de microrganismos.

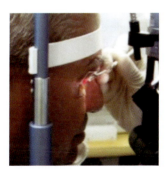

Figura 3.4 – Paciente posicionado na lâmpada de fenda.

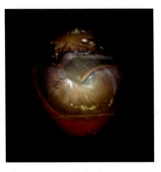

Figura 3.5 – Método de coleta com espátula de aço.

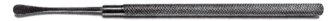

Figura 3.6 – Espátula de aço em destaque.

Materiais para coleta

- Pesquisa direta de bactéria (Gram), fungo ou de micobactéria (PBAAR): lâmina.

Meios para semeadura

- Cultura aeróbia: ágar sangue, ágar chocolate e caldo de tioglicolato;
- Cultura anaeróbia: caldo de tioglicolato;
- Cultura de fungo: caldo de BHI com antibióticos e ágar Sabouraud;
- Cultura de micobactéria: meio Lowenstein-Jensen.

Como o material da superfície ocular é escasso, a ordem da coleta deve ser priorizada de acordo com as principais hipóteses diagnósticas, de forma a maximizar os resultados.

Iniciar com a coleta para pesquisa direta do agente (Gram, pesquisa de fungo ou micobactéria). O caldo de tioglicolato é um meio que serve tanto para identificação de bactérias aeróbias quanto anaeróbias, por isso sugerimos semear nele primeiramente.

Nos casos de suspeita bacteriana, semear o terceiro e o quarto raspados na superfície da placa de ágar sangue e ágar chocolate, a primeira linha com duas letras C. É importante que os meios não estejam contaminados e que as placas não sejam perfuradas. O quinto raspado deve ser semeado em caldo de BHI com antibióticos para cultura de fungo. Após a primeira coleta direcionada aos agentes principais, realiza-se nova semeadura nos meios, repetindo-se a ordem. Sendo assim, no caso de suspeita de úlcera bacteriana, após primeira coleta, realiza-se um novo raspado e semeio na segunda linha de C nas placas de ágar sangue e ágar chocolate (Figuras 3.7 e 3.8).

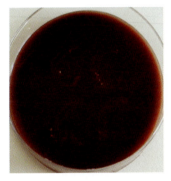

Figura 3.7 – Modelo de semeadura em ágar chocolate.

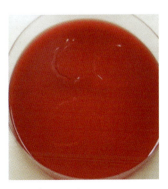

Figura 3.8 – Modelo de semeadura em ágar sangue.

Em casos de suspeita fúngica, prioriza-se semear no caldo BHI com antibióticos imediatamente após o caldo de tioglicolato. Além disso, após semear a primeira linha de C nas placas de ágar sangue e ágar chocolate, deve-se semear com novo raspado em placa de ágar Sabouraud. Nesses casos, também é realizada a pesquisa direta de fungos em solução salina.

Em caso de suspeita de úlcera por micobactéria, devido à menor incidência, a coleta deve seguir o mesmo padrão de coleta da úlcera fúngica, acrescentando-se o meio Lowenstein-Jensen após o semeio em caldo de tioglicolato e, em seguida, semear no caldo de BHI com antibióticos e pesquisa de BAAR (em lâmina).

Os meios de cultura devem ser encaminhados ao laboratório tão logo realizada a coleta para não haver contaminação das amostras.

De forma simplificada, sugere-se o seguinte modelo para coleta e orientação:

Suspeita de úlcera bacteriana

1º raspado – lâmina para exame bacterioscópico de Gram;

2º raspado – caldo tioglicolato;

3º raspado – ágar sangue (1ª linha 2C);

4º raspado – ágar chocolate (1ª linha 2C);

5º raspado – caldo BHI com antibióticos;

6º raspado – 2ª linha 2C nas placas ágar sangue e chocolate.

Suspeita de úlcera por fungo

1º raspado – lâmina para exame bacterioscópico de Gram;

2º raspado – pesquisa de fungo em tubo com solução salina (tubo Falcon®);

3º raspado – caldo tioglicolato;

4º raspado – caldo BHI com antibióticos;

5º raspado – ágar sangue (1ª linha 2C);

6º raspado – ágar chocolate (1ª linha 2C);

7º raspado – ágar Sabouraud;

8º raspado – 2ª linha 2C nas placas ágar sangue e chocolate.

Suspeita de úlcera por fungo ou micobactéria

1º raspado – lâmina para exame bacterioscópico de Gram;

2º raspado – caldo tioglicolato;

3º raspado – meio Lowenstein-Jensen;

4º raspado – caldo BHI com antibióticos;

5º raspado – lâmina para pesquisa de BAAR;

6º raspado – ágar sangue (1ª linha 2C);

7º raspado – ágar chocolate (1ª linha 2C);

8º raspado – ágar Sabouraud;

9º raspado – 2ª linha 2C nas placas ágar sangue e chocolate.

Tratamento

O tratamento é preferencialmente tópico, com colírios de antibióticos e deve ser direcionado ao agente etiológico isolado na cultura, de acordo com o antibiograma. A seleção empírica do antimicrobiano nos casos em que o agente ainda não foi isolado baseia-se na gravidade e localização da lesão corneana. Para úlceras com dimensões menores que 2×2 mm, em que há baixo risco de comprometimento visual, utiliza-se quinolona de quarta geração (gatifloxacino, besifloxacino ou moxifloxacino) de hora em hora nas primeiras 48 horas. Lesões centrais ou maiores que as descritas anteriormente cursam com maior risco de comprometimento da visão e devem ser tratadas com colírios fortificados de gentamicina 20 mg/mL e cefazolina 50 mg/mL (ou vancomicina 50 mg/mL) também de hora em hora nas primeiras 48 horas.[13]

É importante monitorar os sintomas do paciente e as dimensões biomicroscópicas da lesão diariamente. Após 48-72 horas de tratamento, havendo melhora dos parâmetros clínicos, a frequência da instilação dos colírios é reduzida.[13]

Em casos suspeitos ou confirmados de ceratite fúngica (Figura 3.3), deve-se utilizar antifúngico tópico. Para infecção por fungo filamentoso, o tratamento de escolha é com colírio de natamicina 5% de hora em hora por 48 horas, com redução gradual da frequência de instilação de acordo com a evolução.[14] Pode-se optar pela associação de cetoconazol 200 mg via oral a cada 12 horas por um mês, tendo-se a cautela de monitorar as enzimas hepáticas (AST e ALT).[6,7] Em ceratites por *Fusarium*, uma opção efetiva é o tratamento adjuvante com voriconazol oral, com dose de ataque de 400 mg a cada 12 horas por 24 horas, seguida por dose de manutenção de 200 mg a cada 12 horas por 20 dias, com concentração adequada inclusive no humor aquoso.[15,16] Em infecção por fungo leveduriforme, a terapêutica com colírio de anfotericina B 0,1% é preferível, com possível associação a tratamento sistêmico com fluconazol 150 mg ou itraconazol 100 mg via oral a cada 12 horas.[6,7]

A injeção intracameral de anfotericina B (50μg/mL) é outra alternativa descrita para casos refratários ao tratamento inicial com antifúngicos tópicos.[17-19] Úlceras fúngicas de difícil tratamento podem se beneficiar do uso adjuvante de injeção intraestromal perilesional de voriconazol (500 μg/mL) ou anfotericina B (20 μg/mL) em dose única ou repetida em 72 horas, dependendo da resposta. O procedimento pode ser realizado sob anestesia tópica em condições assépticas e microscópio cirúrgico, usando uma agulha de 28 *gauge* e instilando entre 0,1 a 0,15 mL em 2 a 3 sítios diferentes ao redor da lesão no estroma médio. Estudos mostraram que este método é benéfico na cura de úlceras fúngicas com resposta limitada ao tratamento tópico convencional.[20-21]

No seguimento, devem ser monitorados diariamente os sintomas e os aspectos biomicroscópicos. Após 48-72 horas de tratamento, com melhora dos parâmetros clínicos, reduzir a frequência da instilação dos colírios. É importante checar diariamente os resultados da coleta para guiar a antibioticoterapia em casos de resposta desfavorável à terapia instituída.

O estudo SCUT (*The Steroids for Corneal Ulcer Trial*) mostrou benefício do uso precoce de corticoterapia tópica em pacientes com úlceras bacterianas não *Norcardia* e baixa acuidade visual inicial (visão de conta dedos ou pior) sem aumentar a taxa de complicações importantes. Estes pacientes tiveram melhor acuidade visual após três meses com o uso de acetato de prednisolona 1% 4 vezes ao dia e iniciado após 48 horas da cobertura com antibioticoterapia tópica (moxifloxacino 1/1 hora) na primeira semana, seguido de 2 vezes ao dia na segunda semana e 1 vez ao dia na terceira semana de tratamento.[22] Entretanto, o uso de esteroides tópicos nas ceratites infecciosas é controverso e requer muito cuidado, sobretudo nos agentes não bacterianos.

Estudos recentes têm apontado a possibilidade de novas alternativas para tratamento adjuvante de úlceras refratárias aos tratamentos convencionais, com resultados ainda incipientes, sem nível de evidência suficiente para adoção na prática clínica. Alguns autores descrevem tratamentos para úlceras micóticas com a fotocoagulação com laser de argônio,[23] a ceratectomia fototerapêutica (PTK),[24] e a terapia fotodinâmica com uso da corante rosa bengala.[25] Estudos experimentais em laboratório avaliaram os efeitos dos danos oxidativos promovidos pelo *crosslinking* com radiação UVA e riboflavina em bactérias e sugerem essa modalidade como um potencial tratamento em casos de ceratites bacterianas.[26]

Preparo dos colírios

- Gentamicina forte 2%:

Aspirar 1 ampola de gentamicina (80 mg/2 mL), com seringa de 10 mL, e aspirar 2 mL de água destilada, totalizando 4 mL de solução (20 mg/mL). Pode-se colocar a solução em um frasco de metilcelulose vazio. Manter refrigerado; validade de 14 dias.

- Cefazolina forte 5%:

Injetar 5 mL de água destilada em um frasco de 1 g de cefazolina (200 mg/mL). Aspirar 2,5 mL (500 mg), com seringa de 10 mL, e completar com 7,5 mL de água destilada, totalizando 10 mL (50 mg/mL). Pode-se colocar a solução em um frasco de metilcelulose vazio. Manter refrigerado; validade de 7 dias.

- Vancomicina forte 5%:

Diluir o conteúdo de um frasco de 500 mg em 10 mL de água destilada. Pode-se colocar a solução em um frasco de metilcelulose vazio. Manter refrigerado; validade de 4 dias.

- Anfotericina B 0,1%:

Dissolver o conteúdo de um frasco de 50 mg em 10 mL de água destilada (colírio a 0,5%); aspirar 1 mL dessa solução e completar com 4 mL de água destilada. Manter refrigerado; validade de 48 horas.

- Voriconazol intraestromal (0,5 mg/mL):

Dissolver o conteúdo de um frasco de 200 mg de voriconazol em 20 mL de água destilada; aspirar 1 mL dessa solução e diluir em 19 mL de água destilada. Manter refrigerado; validade de 7 dias.[20]

- Anfotericina B intraestromal (0,02 mg/mL):

Dissolver o conteúdo de um frasco de 50 mg de Anfotericina B em 10 mL de água destilada; aspirar 1 mL dessa solução e diluir em 249 mL de água destilada; manter refrigerado (validade de 48 horas).[21]

Referências bibliográficas

1. Pascolini D, Mariotti SP. Global estimates of visual impairment: 2010. Brit J Ophthalmol. 2012; 96(5):614–8.
2. Whitcher JP, Srinivasan M. Corneal ulceration in the developing world - a silent epidemic. Br J Ophthalmol. 1997; 81: 622-3.
3. FlorCruz NV, Evans JR. Medical interventions for fungal keratitis. Cochrane Database Syst Rev. 2015 Apr 9; (4):CD004241.
4. Green M, Apel A, Stapleton F. Risk factors and causative organisms in microbial keratitis. Cornea. 2008 Jan; 27(1):22-7.
5. Lakhundi S, Siddiqui R, Khan NA. Pathogenesis of microbial keratitis. Microb Pathog. 2017 Mar; 104:97-109.
6. Milani JAA. Ceratite Fúngica. Clínica Oftalmológica: Condutas Práticas em Oftalmologia. São Paulo: editora Guanabara Koogan, 2013; 443-5.
7. Wu J, Zhang WS, Zhao J, et al. Review of clinical and basic approaches of fungal keratitis. Int J Ophthalmol. 2016; 9(11): 1676–1683.
8. Jurkunas U, Behlau I, Colby K. Fungal keratitis: changing pathogens and risk factors. Cornea. 2009 Jul;28(6):638-43.
9. Keay LJ, Gower EW, Iovieno A, et al. Clinical and microbiological characteristics of fungal keratitis in the United States, 2001-2007: a multicenter study. Ophthalmology. 2011 May;118(5):920-6.
10. Ho JW, Fernan10MM, Rebong RA, et al. Microbiological profiles of fungal keratitis: a 10-year study at a tertiary referral center. J Ophthalmic Inflamm Infect. 2016 Dec;6(1):5.
11. Hazlitt L, Suvas S, McClellan S, Ekanayaka S. Challenges of corneal infections. Expert Rev Ophthalmol. 2016;11(4):285-97.
12. Edelstein SL, Wichiensin P, Huang AJW. Bacterial Keratitis. Cornea Fundamentals, Diagnosis and Management. Krachmer Elsevier 2006 VII(4). Chapter 77; 21.
13. Milani JAA. Ceratite Bacteriana e Úlcera de Córnea. Clínica Oftalmológica: Condutas Práticas em Oftalmologia. São Paulo: Editora Guanabara Koogan, 2013; 440-1.
14. Prajna NV, Krishnan T, Mascarenhas J, et al. Mycotic Ulcer Treatment Trial Group. The mycotic ulcer treatment trial: a randomized trial comparing natamycin vs. voriconazole. JAMA Ophthalmol. 2013;131(4):422-429.
15. Prajna, NV, Krishna T, Rajaraman R, et al. Adjunctive Oral Voriconazole Treatment of Fusarium Keratitis - A Secondary Analysis From the Mycotic Ulcer Treatment Trial II. JAMA Ophthalmol. 2017 Apr 20. doi: 10.1001/jamaophthalmol.2017.0616. [Epub ahead of print].
16. Thiel MA, Zinkernagel AS, Burhenne J, et al. Voriconazole concentration in human aqueous humor and plasma during topical or combined topical and systemic administration for fungal keratitis. Antimicrob Agents Chemother. 2007 Jan;51(1):239-44. [Epub 2006 Oct 23].

17. Hu J, Zhang J, Li Y, et al. A Combination of Intrastromal and Intracameral Injections of Amphotericin B in the Treatment of Severe Fungal Keratitis. J Ophthalmol. 2016;2016:3436415.

18. Qu L, Li L, Xie H. Toxicity and pharmacokinetics of intrastromal injection of amphotericin B in a rabbit model. Curr Eye Res. 2014 Apr;39(4):340-7.

19. Tu EY, Hou J. Intrastromal antifungal injection with secondary lamellar interface infusion for late-onset infectious keratitis after DSAEK. Cornea. 2014 Sep;33(9):990-3.

20. Sun Y, Sun Z, Chen Y, et al. Corneal Debridement Combined with Intrastromal Voriconazole for Recalcitrant Fungal Keratitis. J Ophthalmol. 2018;2018:1875627.

21. Nada WM, Al Aswad MA, El-Haig WM. Combined intrastromal injection of amphotericin B and topical fluconazole in the treatment of resistant cases of keratomycosis: a retrospective study. Clin Ophthalmol. 2017;11:871-4.

22. Srinivasan M, Mascarenhas J, Rajaraman R, et al. Corticosteroids for Bacterial Keratitis: The Steroids for Corneal Ulcers Trial (SCUT). Arch Ophthalmol [Internet]. 2012 Feb 10;130(2):10.1001/archophthal2011.315. Available from: http://www.ncbi.nlm.nih.gov/pmc/articles/PMC3830549/.

23. Hater MM, El-Shorbagy MS, Selima AA. Argon laser photocoagulation versus intrastromal voriconazole injection in treatment of mycotic keratitis. Int J Ophthalmol. 2016; 9(2): 225–229.

24. Lin CP, Chang CW, Su CY. Phototherapeutic keratectomy in treating keratomycosis. Cornea. 2005 Apr;24(3):262-8.

25. Amescua G, Arboleda A, Nikpoor N, et al. Rose Bengal Photodynamic Antimicrobial Therapy: A Novel Treatment for Resistant Fusarium Keratitis. Cornea. 2017 Sep;36(9):1141-1144.

26. Makdoumi K, Bäckman A. Photodynamic UVA-riboflavin bacterial elimination in antibiotic-resistant bacteria. Clin Exp Ophthalmol. 2016 Sep;44(7):582-586.

4

Ceratite por *Acanthamoeba*

Rodrigo Hideharo Sato
Juliana Mika Kato
Flavio Fernandes Villela
Ruth Miyuki Santo

Ceratite por *Acanthamoeba* spp. é uma condição ocular rara e potencialmente grave.[1] Segundo o *Centers for Disease Control and Prevention* (CDC), a incidência de ceratite por *Acanthamoeba* nos Estados Unidos é de 1-2 por milhão de usuários de lente de contato.[2] O diagnóstico comumente tardio e o uso crescente de lentes de contato alertam para a necessidade de se investir em métodos diagnósticos desta doença.

Acanthamoeba spp. são protozoários de vida livre encontrados no ar, solo, mar, poeira e na mucosa da orofaringe de indivíduos saudáveis.[3] Possuem 2 estágios em seu ciclo de vida: a forma trofozoítica (15–45 µm de diâmetro), que apresenta pseudópodes típicos (acantopódios), é ativa, reprodutiva e se alimenta de ceratócitos na córnea, e a forma cística (10–25 µm de diâmetro), caracterizada por apresentar parede dupla (cística, rugosa) e pela resistência a temperaturas extremas, mudança de pH, privação alimentar e contato com alguns desinfetantes químicos. Atualmente, técnicas modernas de biologia molecular, baseadas no sequenciamento da subunidade ribossomal 18S, são usadas para classificação das espécies do gênero *Acanthamoeba* spp. em 20 genótipos diferentes: T1-T20.[4] Nos quadros de ceratite o genótipo mais comum é o T4.[5]

O principal fator de risco para a ceratite por *Acanthamoeba* spp. é o uso incorreto de lentes de contato, tais como limpeza inadequada das lentes, má higienização das mãos, utilização de soluções não apropriadas, uso das lentes em piscinas e no banho. Outros fatores de risco menos importantes são trauma corneano[6] e exposição à água de torneira armazenada em reservatórios, onde podem ocorrer colonização de amebas de vida livre, dentre estas a *Acanthamoeba* spp., principalmente em países em desenvolvimento.[7]

A apresentação clínica usual da ceratite por *Acanthamoeba* é dor ocular (91,4%), hiperemia conjuntival (82,8%), baixa de acuidade visual (81%), infiltrado estromal (30,2%), infiltrado anelar (29,3%), perineurite radial (21,6%) e pseudodendritos (20,7%).[8]

Por apresentar um quadro de invasão progressiva do estroma corneano através de sua entrada no epitélio por microtraumas,[9] o diagnóstico precoce é importante para um melhor prognóstico visual final, evitando a necessidade de tratamentos invasivos, como a ceratoplastia, por afilamento corneano e perfuração ocular.[10] Entretanto, o diagnóstico clínico é muitas vezes difícil, pois nos casos precoces, a doença possui características que se confundem com a da infecção corneana por herpes simples, e nos casos avançados, com úlceras de etiologia bacteriana e fúngica,[1] sendo necessário recorrer à propedêutica armada para a elucidação diagnóstica de alguns pacientes.

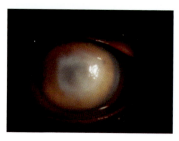

Figura 4.1 – Anel de infiltrado de ceratite por *Acanthamoeba* spp.

Diferentes métodos são descritos na literatura para o diagnóstico de ceratite por *Acanthamoeba*: avaliação direta por microscopia óptica, cultura, microscopia confocal, biologia molecular e biópsia corneana. É importante ressaltar que o diagnóstico deve ser embasado na combinação de diferentes métodos.[11,12]

Na avaliação direta, aplicar a amostra diretamente sobre uma lâmina simples, se possível em uma camada fina. O laboratório avalia a presença de cistos e trofozoítas do parasita na amostra através dos seguintes corantes: Hematoxilina e Eosina, iodo, calcofluor *white,* azul de *Evans,* Gimenez, tricrômio, *Giemsa,* ácido periódico de *Schiff* (PAS), *Wright.*[12,13] O calcofluor *white* cora apenas a forma cística. O azul de *Evans* atua como contracorante.

O meio de cultura mais comumente usado para casos suspeitos de ceratite por *Acanthamoeba* é o ágar não nutriente recoberto por *E. coli* inativas.[1] A amostra pode ser semeada diretamente no ágar não nutriente, e o meio é enviado ao laboratório para o recobrimento por *E. coli* inativada,[14] ou enviado ao laboratório em uma solução de transporte (microtubo com solução salina estéril).[15]

Apesar de descrito na literatura, o PCR para *Acanthamoeba* ainda não é disponível comercialmente no Brasil.

O modo de coleta é semelhante ao realizado para outros quadros de ceratites infecciosas. Descreveremos abaixo as técnicas de identificação utilizadas até a presente data na Clínica Oftalmológica e Laboratório de Parasitologia da Divisão de Laboratório Central, Hospital das Clínicas HCFMUSP, Faculdade de Medicina, Universidade de São Paulo, São Paulo, SP.

Diagnóstico laboratorial de infecção por *Acanthamoeba* spp.

Critérios de coleta

A coleta deve ser realizada em pacientes com epidemiologia (usuários de lentes de contato, consumidores de água com saneamento e qualidade inadequados, frequentadores de lagos, rios e piscinas ou moradores advindos de inundações)[16] associada a quadro clínico sugestivo de ceratite por *Acanthamoeba* spp.: ceratoneurite, infiltrado em anel, epiteliopatia difusa ou geográfica, infiltrados numulares ou estromais, ceratite com dor desproporcional aos achados de exame.

Materiais

- Lâmpada de fenda;
- Máscara e luvas estéreis;
- Blefarostato estéril;
- Cloridrato de proximetacaína 0,5% (Anestalcon®);
- 3 espátulas de Kimura estéreis;

- 2 lâminas de microscopia (76×26 mm) (para pesquisa de *Acanthamoeba* spp.);
- 1 microtubo (para cultura de *Acanthamoeba* spp.);
- Soro fisiológico 0,45%;
- Geladeira a -20 ºC.

Método de coleta

- A coleta do material deve ser realizada na lâmpada de fenda.
- Instilar uma gota de cloridrato de proximetacaína 0,5% (ou outro anestésico) no olho afetado.
- Usar máscara e luvas estéreis.
- Posicionar blefarostato estéril.
- Raspar a úlcera na direção do centro da lesão para as bordas utilizando as espátulas de Kimura previamente esterilizadas.
- Semear em duas lâminas de microscopia (76×26 mm), devidamente identificadas. Acondicioná-las em placa de Petri ou em estojos de transporte apropriado.
- Colocar 0,5 mL de soro fisiológico, de maneira estéril, dentro do microtubo e colocar o raspado corneano.
- Solicitar ao laboratório de parasitologia os seguintes exames: pesquisa de *Acanthamoeba* e cultura de *Acanthamoeba*.

Tratamento

No tratamento da ceratite por *Acanthamoeba* preconiza-se o uso de medicações tópicas, como colírios de diamidinas e biguanidas. As diamidinas usadas são a propamidina 0,1% e hexamidina 0,1%. Com relação às biguanidas, estão descritas a polihexametileno biguanida 0,02 a 0,06% e a clorexidina 0,02 a 0,2%.[1] As diamidinas não estão disponíveis comercialmente no Brasil.

O tratamento deve ser iniciado com doses frequentes, até de 1/1 hora. Com a melhora clínica, aumentar o intervalo de tempo entre as doses de forma a diminuir a toxicidade epitelial relacionada ao tratamento.[1]

Referências bibliográficas

1. Maycock NJ, Jayaswal R. Update on Acanthamoeba Keratitis: Diagnosis, Treatment, and Outcomes. Cornea. 2016;35:713-20.
2. Centers for Disease Control and Prevention 2012. Available at: http://www.cdc.gov/parasites/acanthamoeba/epi.html. Accessed September 13, 2015.
3. Clarke DW, Niederkorn JY. The pathophysiology of Acanthamoeba keratitis. Trends Parasitol. 2006;22:175-180.
4. Corsaro D, Walchnik J, Kosher M, Rott MB. Acanthamoeba misindentification and multiple labels: redefining genotypes T16, T19 and T20 and proposal for Acanthamoeba micheli sp.nov. (genotype T19). Parasites Res. 2015 Jul; 114(7):2481-90.
5. Booton GC, Joslin CE, Shoff M, Tu EY, Kelly DJ, Fuerst PA. Genotypic identification of Acanthamoeba sp. isolates associated with an outbreak of Acanthamoeba keratitis. Cornea. 2009 Jul;28(6):673-6.
6. Radford CF, Minassian DC, Dart JK. Acanthamoeba keratitis in England and Wales: incidence, outcome, and risk factors. Br J Ophthalmol. 2002 May;86(5):536-42.
7. Koltas IS, Eroglu F, Erdem E, Yagmur M, Tanır F. The role of domestic tap water on Acanthamoeba keratitis in non-contact lens wearers and validation of laboratory methods. Parasitol Res. 2015; 114:3283–9.
8. Ross J, Roy SL, Mathers WD, Ritterband DC, Yoder JS, Ayers T, Shah RD, Samper ME, Shih CY, Schmitz A, Brown AC. Clinical characteristics of Acanthamoeba keratitis infections in 28 states, 2008 to 2011. Cornea. 2014 Feb;33(2):161-8.
9. Lorenzo-Morales J, Khan NA, Walochnik J. An update on Acanthamoeba keratitis: diagnosis, pathogenesis and treatment. Parasite. 2015;22:10.
10. Tu EY, Joslin CE, Sugar J, Shoff ME, Booton GC. Prognostic Factors Affecting Visual Outcome in Acanthamoeba Keratitis. Ophthalmology. 2008 Nov;115(11):1998-2003.
11. Scheid PL, Balczunab C. Failure of molecular diagnostics of a keratitis-inducing Acanthamoeba strain. Ex Parasitol. 2017; 183: 236-9.
12. Marciano-Cabral F, Cabral Guy. Acanthamoeba spp. as Agents of Disease in Humans.Clinical Microbiol Rev. 2003;16(2):273-307.
13. El-Sayed NM, Hikal WM. Several staining techniques to enhance the visibility of Acanthamoeba cysts. Parasitol Res. 2015 Mar;114(3):823-30.
14. Bharathi MJ, Ramakrishnan R, Meenakshi R, Mittal S, Shivakumar C, Srinivasan M. Microbiological diagnosis of infective keratitis: comparative evaluation of direct microscopy and culture results. Br J Ophthalmol. 2006 Oct;90(10):1271-6. Epub 2006 Jul 12.
15. Peretz A, Geffen Y, Socea SD, Pastukh N, Graffi S. Comparison of Fluorescence Microscopy and Different Growth Media Culture Methods for Acanthamoeba Keratitis Diagnosis. Am J Trop Med Hyg. 2015 Aug;93(2):316-8.
16. Ibrahim YW, Boase DL, Cree IA. Factors Affecting the Epidemiology of Acanthamoeba Keratitis. Ophthalmic Epidemiol. 2007 Mar-Apr; 14(2):53-60.

5

Conjuntivites Neonatais

Eduardo Ferracioli Oda
Daniela Lima de Jesus

Conjuntivite neonatal, ou *oftalmia neonatorum*, é definida como toda conjuntivite acometendo recém-nascidos de até 30 dias de vida.[1] Tem como etiologia diversos agentes, como bactérias (*Neisseria gonorrhoeae* e *Chlamydia trachomatis*), vírus (herpes simples) ou por toxicidade de medicações tópicas profiláticas (colírio de nitrato de prata). Devido a potenciais complicações oculares e acometimento sistêmico, a rápida identificação e tratamento do agente causal deve ser essencial no acompanhamento de tais pacientes.

No Brasil, não há dados oficiais sobre a incidência da conjuntivite neonatal. Tem-se dados de incidências de infecção nosocomial, as quais variam de 5,2% a 17,7%.[2,3] Em países desenvolvidos, relatos anteriores mostram taxa de incidências de 1,6 a 12%.[4,5] Apesar de pouco incidentes, as complicações sistêmicas e oculares são graves. Tanto *C. trachomatis* quanto *N. gonorrhoeae* podem levar a cicatrizes conjuntivais e corneanas que em última instância levam à baixa visual. *Neisseria gonorrhoeae*, pela capacidade de adentrar o epitélio corneano saudável, pode causar ceratite grave com possível evolução para perfuração ocular e endoftalmite aguda. Pneumonia, artrite séptica e meningite são possíveis complicações sistêmicas, com risco de óbito. Os sinais clínicos de conjuntivite são edema periorbitário, hiperemia conjuntival, secreção serosa, mucoide e/ou purulenta e possível ceratite. Pela imaturidade do sistema imunológico do recém-nascido, reação folicular não é encontrada nesses casos.[5,6]

Atualmente, estão disponíveis para identificação dos patógenos tanto cultura quanto métodos moleculares, em especial métodos de amplificação de ácidos nucleicos (NAAT). Apesar de não ser utilizada rotineiramente e de não ser padronizada para amostras oculares, a reação em cadeia da polimerase (*polymerase-chain reaction,* PCR) para *N. gonorrhoeae* e *C. trachomatis* em secreções oculares já foi utilizada.[6-11] No caso da *N. gonorrhoeae*, a detecção pela PCR, com maior sensibilidade que a cultura, é recomendada para a maioria dos casos de infecção, uma vez que permite a rápida identificação da bactéria.[12] A cultura em meio ágar, padrão-ouro para o diagnóstico da infecção gonocócica, possui a desvantagem da dificuldade para obter o crescimento adequado do patógeno e um tempo de crescimento longo; no entanto é extremamente útil nos casos de cepas resistentes detectadas no antibiograma. Em locais sem acesso a técnicas de Biologia Molecular, diplococos Gram-negativos e/ou grande quantidade de células inflamatórias presentes na bacterioscopia da secreção conjuntival são sugestivas do diagnóstico permitindo antecipar a análise pela cultura convencional.

Tais considerações se equivalem para a detecção de *C. trachomatis*, em que PCR possui maior facilidade, rapidez e sensibilidade em relação à cultura convencional.[12,13] Em locais sem acesso a PCR para *C. trachomatis*, a cultura ou imunofluorescência direta podem ser utilizadas. Atentar ao fato de coletar células conjuntivais em *swab* de Dacron ao invés de somente secreção conjuntival, visto que *C. trachomatis* é patógeno intracelular.

Descreveremos abaixo as técnicas de identificação utilizadas até a presente data para cultura de *N. gonorrhoeae* e PCR de *C. trachomatis* e *N. gonorrhoeae* na Clínica Oftalmológica e Laboratório de Microbiologia e Biologia Molecular da Divisão de Laboratório Central, Hospital das Clínicas HCFMUSP, Faculdade de Medicina, Universidade de São Paulo, São Paulo, SP.

Critérios de coleta

- Toda conjuntivite em recém-nascidos menores de um mês de vida;
- Conjuntivite mucopurulenta, podendo ter ou não hemorragia associada e/ou sintomas sistêmicos em crianças maiores de um mês de vida.

Materiais

Microbiologia

- 2 alças estéreis ou *swab* de Dacron;
- 2 lâminas de vidro;
- Ágar chocolate;
- Ágar Thayer-Martin.

Biologia molecular
- *Kit* de PCR para *C. trachomatis* e *N. gonorrhoeae* (Abbot laboratories)*.
- Alça estéril ou escova endocervical estéril.

Método de coleta

Microbiologia – cultura de N. gonorrhoeae
- Colher com a alça estéril ou *swab* a secreção conjuntival (Figura 5.1).
- Semear direto nas placas de ágar chocolate e ágar Thayer-Martin.
- Aplicar em 2 lâminas para bacterioscopia direta e coloração de Gram.
- Encaminhar com brevidade material com pedido específico para análise de cultura e pesquisa direta (Gram) de *N. gonorrhoeae*.

Caso o laboratório tenha equipe disponível, é possível solicitar a pesquisa direta de *N. gonorrhoeae*, uma vez que a cultura pode levar de 4 a 10 dias para liberação do resultado final.

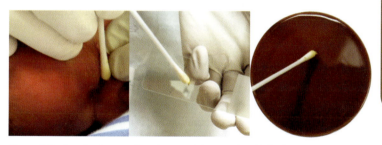

Figura 5.1 – Sequência na coleta de material para microbiologia.

Biologia molecular – PCR de C. trachomatis *e* N. gonorrhoeae
- Colher com *swab* raspado conjuntival e armazenar em *kit* de transporte específico para PCR de *C. trachomatis* e *N. gonorrhoeae* (Figura 5.2). Encaminhar com brevidade material com pedido específico para análise de PCR de *C. trachomatis* e *N. gonorrhoeae* de raspado conjuntival.

---

* Caso não disponível *kit* específico, utilizar tubo estéril ou microtubo contendo meio de transporte (solução salina a 0,9%).

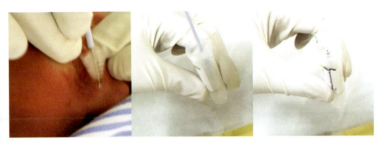

Figura 5.2 – Sequência na coleta de raspado conjuntival para análise por biologia molecular.

Tratamento

O tratamento atual para conjuntivite neonatal preconiza a administração empírica de dois antibióticos com ação para os dois agentes etiológicos principais: eritromicina ou azitromicina, suspensão por via oral para *C. trachomatis* e ceftriaxone ou cefotaxima endovenoso ou intramuscular para *N. gonorrhoeae*.[13,14] Classicamente, o xarope de eritromicina é utilizado como primeira linha de tratamento, entretanto, por ter maior tempo de tratamento e diversas administrações ao longo do dia, recomendamos o uso da azitromicina para manter maior aderência.[15] Em crianças com risco de hiperbilirrubinemia, o uso de ceftriaxone pode resultar em litíase biliar e *kernicterus*, nesses casos é indicado o uso de cefotaxima. A Tabela 5.1 mostra doses e tempo de tratamento preconizados. A escolha da medicação deve ser feita em conjunto com médico pediatra.

Agente	Medicamento	Dose	Posologia	Duração
Chlamydia trachomatis	Azitromicina xarope 40 mg/mL VO	20 mg/kg/dia	1 vez ao dia	3 dias
	Eritromicina xarope 25 ou 50 mg/mL VO	50 mg/kg/dia	6/6 h	14 dias
Neisseria gonorrhoeae	Ceftriaxone EV/IM	50 mg/kg	Dose única	Dose única
	Cefotaxima EV/IM	25 mg/kg	12/12 horas	7 dias

Tabela 5.1 – Medicações utilizadas no tratamento das conjuntivites neonatais

Referências bibliográficas

1. Brasil SV. Manual de Controle das Doenças Sexualmente Transmissíveis /Ministério da Saúde, Secretaria de Vigilância em Saúde, Programa Nacional de DST e Aids. 2005.
2. Brito DV, et al., Nosocomial infections in a Brazilian neonatal intensive care unit: a 4-year surveillance study. Rev Soc Bras Med Trop, 2010. 43(6): p. 633-7.
3. Dal-Bó K, Silva RM, Sakae TM. Nosocomial infections in a neonatal intensive care unit in South Brazil. Rev Bras Ter Intensiva, 2012. 24(4): p. 381-5.
4. Haas J, et al. Epidemiology and diagnosis of hospital-acquired conjunctivitis among neonatal intensive care unit patients. Pediatr Infect Dis J, 2005. 24(7): p. 586-9.
5. Gigliotti F. Acute conjunctivitis. Pediatr Rev, 1995. 16(6): p. 203-7; quiz 208.
6. McAnena L, et al. Prevalence of gonococcal conjunctivitis in adults and neonates. Eye (Lond), 2015. 29(7): p. 875-80.
7. Arvai M, et al. Purulent keratoconjunctivitis due to Neisseria gonorrhoeae and Chlamydia trachomatis coinfection. Orv Hetil, 2013. 154(21): p. 834-7.
8. Alexandre I, et al. First attempt to implement ophthalmia neonatorum prophylaxis in angola: microorganisms, efficacy, and obstacles. J Ophthalmol, 2015. 2015: p. 326526.
9. Dize L, et al. Evaluation of pooled ocular and vaginal swabs by the Cepheid GeneXpert CT/NG assay for the detection of Chlamydia trachomatis and Neisseria gonorrhoeae compared to the GenProbe Aptima Combo 2 Assay. Diagn Microbiol Infect Dis, 2015. 81(2): p. 102-4.
10. Roberts CH, et al. Development and evaluation of a next-generation digital PCR diagnostic assay for ocular Chlamydia trachomatis infections. J Clin Microbiol, 2013. 51(7): p. 2195-203.
11. Hammerschlag MR, et al. Use of polymerase chain reaction for the detection of Chlamydia trachomatis in ocular and nasopharyngeal specimens from infants with conjunctivitis. Pediatr Infect Dis J, 1997. 16(3): p. 293-7.
12. Centers for Disease Control and Prevention (CDC), Recommendations for the laboratory--based detection of Chlamydia trachomatis and Neisseria gonorrhoeae-2014. MMWR Recomm Rep, 2014. 63(RR-02): p. 1-19.
13. Centers for Disease Control and Prevention (CDC). Chlamydial infections in 2015. 2015 Sexually Transmitted Diseases Treatment Guidelines, 2015.
14. Centers for Disease Control and Prevention (CDC). Gonococcal infections. 2015 Sexually Transmitted Diseases Treatment Guidelines, 2015. Disponível em https://www.cdc.gov/std/tg2015/
15. Burr SE, et al. Does azithromycin given to women in labour decrease ocular bacterial infection in neonates? A double-blind, randomized trial. BMC Infect Dis, 2017. 17(1): p 799.

SEÇÃO III
INFECÇÕES INTRAOCULARES
Coordenador: Bruno Fortaleza de Aquino Ferreira

6

Endoftalmite Infecciosa

Bruno Fortaleza de Aquino Ferreira
Juliana Mika Kato
Patricia Kakizaki
Tatiana Tanaka

Endoftalmite é uma grave complicação oftalmológica que pode ocorrer após procedimentos cirúrgicos, trauma ou via disseminação hematogênica. A incidência pós-operatória varia de 0,05-0,7% e a pós-traumática de 3,3-17%.[1] Em 2-6% dos casos é causada por infecção endógena, ocasião predominante em pacientes imunodeprimidos.[2,3] Tendo em vista que, em geral, o prognóstico é desfavorável, com danos irreversíveis, o diagnóstico precoce é fundamental para o tratamento rápido e adequado, visando garantir melhor prognóstico visual.[4]

Em nosso meio, os agentes mais comuns são *Staphylococcus epidermidis* (19-41,9%), *Streptococcus* do grupo *viridans* (14,2-19%), *Staphylococcus aureus* (8-8,4%) e *Enterococcus faecalis* (1,9-8%).[6,7] Infecções por *Streptococcus* e *Enterococcus* são as mais agressivas, podendo resultar em acuidade visual abaixo de 20/400 em 60-80% dos casos.[8,9]

O quadro clínico das **endoftalmites agudas** inclui baixa visual (94%), hipópio (86%), dor (82%), hiperemia conjuntival (74%) e edema palpebral (35%).[4,10] Em vigência de suspeita clínica, a ecografia é útil para confirmar endoftalmite através do estudo do segmento posterior, diferenciando-a da síndrome tóxica do segmento anterior (TASS). Casos em que a ultrassonografia não estiver disponível, o diagnóstico deve ser clínico e, diante de suspeita de endoftalmite, não se deve aguardar a realização do exame de imagem para instituição do tratamento.

As **endoftalmites crônicas** possuem quadro clínico de inflamação recorrente e nem sempre apresentam os sintomas citados acima. Ao exame ocular podem-se observar placas esbranquiçadas na cápsula posterior ou na face posterior da lente intraocular. Os principais agentes etiológicos são *Cutibacterium acnes (Propionibacterium acnes)* e fungos.

Em pacientes imunossuprimidos com baixa de visão e história de infecção urinária, uso de cateter ou acesso venoso prolongado, deve-se suspeitar de **endoftalmite endógena**. O quadro clínico pode ser apenas de baixa de visão, hipópio, turvação vítrea e não apresentar quadro de dor ou hiperemia conjuntival.

A coleta de material das endoftalmites após cirurgia de glaucoma, devido a suas peculiaridades, será apresentada em capítulo à parte.

Em casos de endoftalmite, a análise do material vítreo deve ser incorporada à rotina de todo cirurgião de retina e vítreo para definição do diagnóstico etiológico e redirecionamento terapêutico, quando necessário. O tratamento antimicrobiano direcionado e consciente (*antimicrobial stewardship*) e no menor intervalo de tempo pode mudar o prognóstico visual dos pacientes com endoftalmite.

Análise laboratorial

Em uma punção vítrea, o volume aspirado é de 0,3 a 0,7 mL. Na vitrectomia, é possível obter um volume maior de amostra não diluída (1-1,2 mL) e diluída (material do cassete).

Na prática clínica, o método disponível na rotina dos laboratórios no nosso país para identificação do agente etiológico é a pesquisa direta com bacterioscopia e a cultura.

Antes da coleta do material intraocular, é essencial que a equipe médica planeje conjuntamente com os laboratórios disponíveis os métodos utilizados, forma de coleta e encaminhamento para otimizar a identificação do microrganismo.

Se a coleta for realizada em Centro Cirúrgico, pode-se fazer anestesia local (bloqueio peribulbar) e sedação para maior conforto do paciente. Nesses casos, pode-se complementar a análise com a punção da câmara anterior e coleta de humor aquoso. As amostras de humor aquoso e humor vítreo devem ser analisadas separadamente.

Meios utilizados

- **Endoftalmite aguda pós-operatória, pós-trauma (sem suspeita fúngica), ou endoftalmite endógena:**
  - Frasco de hemocultura aeróbio infantil.
- **Endoftalmite crônica (ex.: *P. acnes*) ou fúngica:**
  - Tubo cônico Falcon®: utilizado na punção vítrea ou na coleta de humor vítreo não diluído. Como a quantidade de material é escassa nesses casos, deve-se discutir com o laboratório os exames a serem solicitados e como deve ser o preparo para cultura aeróbia, cultura anaeróbia e cultura para fungo:
    – O laboratório pode diluir em soro fisiológico e inocular nos meios propícios para cultura aeróbia, anaeróbia e de fungo. Esse processo deve ser idealmente realizado sob fluxo laminar no laboratório de microbiologia.
- Frasco de hemocultura aeróbio infantil, frasco de hemocultura anaeróbio, frasco de hemocultura para micobactéria (Myco/F) – nos casos com abundância maior de material como do cassete da vitrectomia.

Caso o laboratório não tenha os frascos de hemocultura disponíveis para análise, os seguintes meios podem ser solicitados e semeados pelo oftalmologista:

- Ágar sangue;
- Ágar chocolate;
- Ágar Sabouraud;
- Caldo de tioglicolato;
- Caldo BHI com antibióticos;
- Lâmina (bacterioscopia e pesquisa direta).

A seguir descreveremos os métodos utilizados na Clínica Oftalmológica, Hospital das Clínicas HCFMUSP, Faculdade de Medicina, Universidade de São Paulo, São Paulo, SP.

Punção vítrea AMBULATORIAL – análise do HUMOR Vítreo

Indicações

- Endoftalmite aguda (todos os tipos) com indicação de tratamento imediato com injeção intravítrea de antibiótico.

Materiais

- Seringa de 3 ou 5 mL (NÃO usar seringa de INSULINA);
- Agulha de 22 *gauge* (preta) (preferencialmente – avaliar habilidade do médico executante) ou de 26 *gauge* (insulina);
- Frasco de hemocultura aeróbio infantil (para endoftalmite aguda) ou tubo cônico tipo Falcon® (para endoftalmite crônica).

Métodos de coleta

- Preparo cirúrgico do paciente de maneira habitual.
- Garantir que o êmbolo da seringa esteja móvel.

Deixar os antibióticos prontos para uso em seringas de insulina

- Punção via *pars plana* com agulha 22 ou 26 *gauge*.
- Aspiração do conteúdo intraocular com seringa de 3 ou 5 mL (aspirar entre 0,3 a 0,6 mL).
- Injeção intravítrea de antibióticos (vancomicina e ceftazidima) e corticoide (dexametasona).
- Inocular material no meio apropriado de acordo com principais hipóteses diagnósticas.
- Encaminhar imediatamente material para laboratório.

Vitrectomia – análise do humor vítreo não diluído e do humor vítreo diluído

Materiais

- Seringa de 3 ou 5 mL e de 20 mL;
- Frasco de hemocultura aeróbio infantil (para endoftalmite aguda) ou tubo cônico tipo Falcon® (para endoftalmite crônica) – análise do humor vítreo não diluído;
- Frasco de hemocultura aeróbio infantil, frasco de hemocultura anaeróbia de adulto e frasco de hemocultura Myco/F: análise do humor vítreo diluído.

Método de coleta

Humor vítreo NÃO DILUÍDO (Figura 6.1)

- Realizar preparo habitual em centro cirúrgico.
- Colocar blefarostato.
- Introdução dos trocáteres via *pars plana*.
- Coletar 0,5-1 mL através de aspiração manual com seringa de 3 ou 5 mL conectada ao vitreófago, sem abrir a infusão.
- Inocular no frasco de hemocultura infantil (para endoftalmite aguda) ou no tubo cônico tipo Falcon® (para endoftalmite crônica).
- Encaminhar imediatamente ao setor de Microbiologia.

Caso não tenha disponível o frasco, o material coletado pode ser semeado diretamente nos meios ou encaminhar a seringa acoplada a uma agulha para o laboratorio imediatamente.

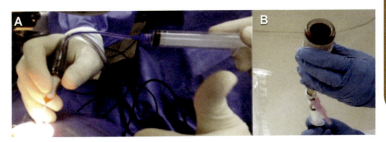

Figura 6.1 – A – Coleta cirúrgica de vítreo não diluído; B – Inoculação direta de vítreo não diluído em frasco de hemocultura infantil.

Humor vítreo DILUÍDO

- Após vitrectomia, fazer injeção intravítrea de antibióticos (vancomicina e ceftazidima) e corticoide (dexametasona).
- Realizar assepsia da bolsa coletora do cassete com álcool a 70% com seringa de 20 mL e agulha de 20 *gauge*.
- Colocar 3 mL do material no frasco de hemocultura infantil.
- Colocar 10 mL no frasco de hemocultura anaeróbia de adulto.

- Colocar 5 mL no frasco de hemocultura Myco/F.
- Solicitar em pedido: cultura aeróbia, cultura anaeróbia e cultura de fungo (e micobactéria, se necessário).
- Encaminhar imediatamente ao laboratório.

No *Endophthalmitis Vitrectomy Study* (EVS)[4] e em estudos recentes, o filtro de membrana mostrou-se mais eficiente para os casos de endoftalmite crônica (melhor positividade para *P. acnes* e micobactéria).[13,14] A análise do material diluído deve prosseguir da seguinte maneira caso tenha disponível os seguintes materiais:

Materiais

- Membrana de acetato de celulose 0,22 micrômetros;
- Bomba a vácuo;
- Filtro de membrana (Figura 6.2);
- Meios sólidos: ágar sangue, ágar chocolate, ágar Sabouraud, meio Lowenstein-Jensen, caldo de tioglicolato.

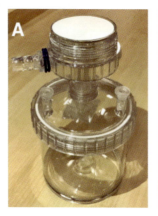
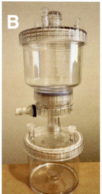
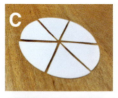
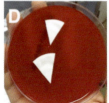

Figura 6.2 – A – Membrana de acetato de celulose posicionada sobre o filtro de membrana; B – Filtro de membrana montado; C – Membrana de acetato de celulose cortada em 6 fragmentos para serem semeados nos meios de cultura; D – Fragmentos de membrana colocados em placa de ágar sangue, evidenciando que a face contendo material biológico está corretamente voltada para o ágar.

Método de coleta

- Em meio estéril, após a primeira coleta do material do cassete, o restante do conteúdo deverá ser filtrado através da membrana de celulose de 0,22 micrômetros, utilizando o filtro de membrana com auxílio da bomba a vácuo conectada a ele.
- Após a filtração, dividir a membrana em 6 fragmentos utilizando lâmina 11.
- Semear cada fragmento nos meios: ágar sangue, ágar chocolate, ágar Sabouraud, meio Lowenstein-Jensen e caldo de tioglicolato. É fundamental que a face da membrana que teve contato com humor vítreo esteja voltada para o meio sólido, pois é o local em que a bactéria foi filtrada e está retida.
- Enviar imediatamente ao setor de Microbiologia.

Método de coleta utilizando meios sólidos

Quando o frasco de hemocultura infantil não estiver disponível, a análise pode ser feita tanto do material de câmara anterior quanto de câmara vítrea para cultura de bactérias aeróbias, anaeróbias e fungos pela semeadura do material recolhido diretamente nas placas.

Após coletado o humor aquoso ou vítreo, abrir os tubos de tioglicolato e BHI com antibióticos próximo ao fogo (lamparina) e gotejar o material coletado. Ainda próximo ao fogo, abrir as placas de ágar sangue, chocolate e Sabouraud e gotejar 1 a 3 gotas (dependendo da quantidade de material disponível) em cada uma das placas, na superfície do meio de cultura, inclinando-as para que as gotas escorram aumentando a superfície de contato do meio de cultivo enriquecido com o material coletado. Fechar as placas e deixar a tampa voltada para baixo. Manter em temperatura ambiente.[12]

Gotejar 1 gota de humor aquoso ou vítreo em cada uma das 3 lâminas e espalhá-las com o bisel da agulha. Fixar uma delas com calor, a outra com metanol e deixar a última sem fixação (a fresco).

Encaminhar esse material o mais rápido possível para o setor de microbiologia do laboratório.

Tratamento

- Injeção intravítrea empírica: vancomicina, ceftazidima e dexametasona.

- Antibiótico empírico endovenoso ou via oral: moxifloxacino 400 mg ou levofloxacino 500 mg 1 vez ao dia por 14 dias.
- De acordo com o agente isolado e a resposta terapêutica, considerar linezolida 600 mg endovenosa ou via oral 12/12 h por 14 dias.
- O antimicrobiano sistêmico é **adjuvante** no tratamento da endoftalmite. O **principal** antimicrobiano é o administrado intravítreo.
- Linezolida tem melhor penetração ocular, porém tem alto custo.
- Se suspeita fúngica: injeção intravítrea de anfotericina 5 ou 10 μg ou voriconazol 100 μg.

Seguimento

- Avaliação diária até estabilização do quadro clínico.
- Checar resultado de cultura diariamente.
- Critérios de melhora: controle da dor (principal), melhora da acuidade visual e redução do hipópio.
- Rever intervenção em 48 horas: considerar vitrectomia ou novas aplicações de antimicrobiano.
- Após identificação do agente etiológico, adequar antibiótico conforme Tabela 6.1 a depender da resposta terapêutica inicial.

Drogas intravítreas

Medicações utilizadas

- Vancomicina (1 mg/0,1 mL);
- Ceftazidima (2 mg/0,1 mL);
- Dexametasona (0,8 mg/0,2 mL);
- Anfotericina B (5 μg/0,1 mL).

Preparação dos antibióticos

- Vancomicina (1 mg/0,1 mL): Adicionar 10 mL de água destilada em um frasco de 500 mg de vancomicina (50 mg/mL). Aspirar, com seringa de 10 mL, 1 mL da solução (50 mg) e adicionar 4 mL de água destilada (10 mg/mL). Aspirar, com seringa de insulina, 0,1 mL da solução (1 mg).

- Ceftazidima (Fortaz): Adicionar 10 mL de água destilada em um frasco de 1 g de ceftazidima (100 mg/mL). Aspirar, com seringa de 10 mL, 1 mL da solução (100 mg) e adicionar 4 mL de água destilada (20 mg/mL). Aspirar, com seringa de insulina, 0,1 mL da solução (2 mg).

- Dexametasona (Decadron): Aspirar 0,2 mL (0,8 mg) do frasco de dexametasona (4 mg/mL).

- Anfotericina B: Adicionar 10 mL de água destilada em um frasco de 50 mg de anfotericina B. Aspirar, com seringa de 10 mL, 0,1 mL da solução e adicionar 9,9 mL de água destilada. Injetar 0,1 mL.

Tabela 6.1 – Antibióticos sugeridos após identificação do agente			
Bactéria	**Antibiótico sistêmico**	**Antibiótico intravítreo**	**Antibiótico colírio**
Staphylococcus coagulase negativo	Linezolida *ou* Moxifloxacino *ou* Levofloxacino	Vancomicina	Vancomicina *ou* Gentamicina
Staphylococcus aureus			
Enterococcus faecalis			
Streptococcus pneumoniae			Vancomicina
Streptococcus spp.			
Pseudomonas aeruginosa	Ciprofloxacino	Ceftazidima	Ciprofloxacino *ou* Gentamicina
Serratia marcescens			

Referências bibliográficas

1. Taban M, Behrens A, Newcomb RL, Nobe MY, Saedi G, Sweet PM, McDonnell PJ. Acute endophthalmitis following cataract surgery: a systematic review of the literature. Arch Ophthalmol. 2005;123(5):613-20.
2. Kratz A, Levy J, Belfair N, Weinstein O et. al. Culture yield vs. traditional approach in the work-up of endophthalmitis. Am J Ophthalmol 2006; 141: 1022-1026.
3. Jackson TL, Eykyn SJ, Graham EM, Stanford MR. Endogenous bacterial endophthalmitis: a 17-year prospective series and review of 267 reported cases. Surv Ophthalmol. 2003;48(4):403-23.
4. Endophthalmitis Vitrectomy Study group. Results of the Endophthalmitis Vitrectomy Study. Arch Ophthalmol 1995; 113:1479-1496.

5. Lundstrom M, Friling E, Montan P. Risk factors for endophthalmitis after cataract surgery: predictors for causative organisms and visual outcomes. J Cataract Refract Surg 2015; 41:2410- 2416.

6. Kato JM, Oliveira MS, Levin AS, Almeida Júnior JN, Rossi F, Oliveira LMF, Ruppert ADP, Tanaka T, Nakashima Y, Pimentel SLG. Etiology and susceptibility pattern of isolates in endophthalmitis over a 5-year period. ARVO Annual Meeting. Investigative Ophthalmology & Visual Science. June 2015, Vol.56, 282.

7. Bispo PJ, Melo GB, d'Azevedo PA, Ho Fling-Lima AL,Yu MC, Pignatari AC. Culture proven bacterial endophthalmitis: a 6-year review. Arq Bras Oftalmol 2008; 71(5): 617–622.

8. Brillat-Zaratzian E, APtel ABF, Romanet JP, et al. FRIENDS Group: clinical and microbiological characteristics of post-filtering surgery endophthalmitis. Graefes Arch Clin Exp Opthalmol 2014; 252:101-7.

9. Tan HS, Ghyczy-Carlborg EAE, Spanjaard, Smet MD. The additional value of blood culture bottles in the diagnosis of endophthalmitis. Eye (2011) 25; 1069-1073.

10. Lemley CA, Han DP. Endophthalmitis: a review of current evaluation and management. Retina 2007;27:662–80.

11. Tanaka T, Oliveira LMF, Ferreira BFA, Kato JM, Rossi F, Correa KLG, Pimentel SLG, Yamamoto JH, Almeida Junior JN. Bactec™ blood culture bottles allied to MALDI-TOF mass spectrometry: rapid etiologic diagnosis of bacterial endophthalmitis. Diagn Microbiol Infect Dis. 2017 Jul;88(3):222-224.

12. Manual de coletas Laboratório Central Hospital São Paulo, 2016-2017. 45-49.

13. Joondeph BC, Flynn HW Js, Muller D, Joondeph HC. A new culture method for infectious endophthalmitis. Arch Ophthalmol 1989; 107(9):1334-1337.

14. Rachitskaya A, Flynn H, Wong J, Juriyan AE, Muller D. A 10-Year study of membrane filtre system versus blood culture bottles in culturing vitrectomy cassete vitreous in infectious endophthalmitis. Am J Opthalmol 2013; 156(2):349-354.

7

Infecções após Cirurgia Antiglaucomatosa

Eduardo Ferracioli Oda
Gustavo Sakuno
Patricia Maria Gomez Cerqueira
Marcelo Hatanaka

O tratamento cirúrgico do glaucoma, em especial a trabeculectomia, ainda se mostra uma importante opção para o controle da pressão intraocular e estabilização da doença. Dentre as inúmeras complicações possíveis, a infecção pós-operatória tem enorme impacto devido a sua alta morbidade. Agentes antifibróticos como mitomicina C (MMC) e 5-fluoracil 5% (5-FU) têm sido usados como terapia adjuvante padrão na maioria das cirurgias fistulizantes, reduzindo as taxas de falência; entretanto, estes agentes são um fator de risco para aumento das infecções.[1,2]

Diferente do que ocorre na endoftalmite pós-cirurgia de catarata, a infecção intraocular pós-cirurgia antiglaucomatosa é classificada em precoce (no primeiro mês pós-operatório) e tardia (após o primeiro mês pós-operatório).[2] O aparecimento mais tardio da endoftalmite está relacionado ao possível surgimento tardio de uma porta de entrada (erosão da conjuntiva, teste de Seidel positivo, exposição de tubo de drenagem, dentre outros).

A infecção pode também ser classificada de acordo com o principal sítio de acometimento e sua extensão e gravidade.[1,3-14]

- Estágio I: blebite isolada, a reação inflamatória se concentra na bolha com discreta reação de câmara anterior;
- Estágio II: a reação inflamatória na câmara anterior se intensifica, entretanto não há acometimento do segmento posterior;
- Estágio III: há vitreíte associada ao quadro, sendo que no tipo IIIa o acometimento é leve/moderado e no tipo IIIb a inflamação é intensa.

Os principais microrganismos causadores de infecções pós-cirurgia antiglaucomatosa também variam de acordo com o estágio da doença. Na blebite isolada (estágio I), os Gram-positivos são os mais isolados, incluindo *S. epidermidis, S. aureus, Streptococcus* e *Corynebacterium*.[3,4,15-17] Entretanto, uma cultura positiva da bolha nem sempre é capaz de diferenciar infecção de colonização da pele. Com o envolvimento da câmara anterior (estágio II), os agentes mais comuns são os estafilococos e estreptococos.[3] No estágio III, os patógenos mais comuns confirmados por cultura são os estreptococos e os Gram-negativos (especialmente *Branhamella catarrhalis, Haemophilus influenzae, Serratia* spp.) e *Enterococcus faecalis*.[5-9,17]

Além disso, a depender do tempo decorrido entre a cirurgia e a infecção, os patógenos mais detectados podem variar. Os casos precoces são considerados similares às endoftalmites agudas pós-operatórias, sendo mais comuns os estafilococos coagulase negativos e o *S. aureus*.[4,10,17] Patógenos com maior virulência são vistos nos casos tardios, como espécies de estreptococos e Gram-negativos capazes de produzir exotoxinas que justificariam o pior prognóstico.[7,8] Essa discrepância é relacionada ao mecanismo de entrada desses microrganismos. Nos casos precoces, a inoculação do agente é perioperatória, enquanto na tardia é causada por migração transconjuntival pelas paredes finas da bolha, auxiliada pelas exotoxinas.[11,12]

A identificação do patógeno causador se faz principalmente por bacterioscopia (método de Gram) e cultura. Métodos moleculares estão sendo gradativamente mais utilizados para a elucidação diagnóstica, e carecem da possibilidade de avaliar a sensibilidade a antibióticos.

Tanto humor aquoso, quanto humor vítreo, podem ser coletados para análise. Em casos de endoftalmite (estágio III), a coleta de humor vítreo se faz necessária para análise e melhor manejo de tal complicação. Humor aquoso pode ser coletado em todos os casos, sendo de grande valia em casos de blebite isolada (estágio I) ou casos com reação inflamatória importante na câmara anterior (estágio II).

Paracentese diagnóstica de câmara anterior

Materiais

- Seringa estéril com agulha 26 *gauge* (insulina) ou 30 *gauge*, se disponível;
- Luvas, campos e blefarostato estéreis;
- Colírio anestésico e colírio de iodopovidona 5%.

Métodos de coleta

- Realizar em ambiente cirúrgico, com avaliação pré-operatória adequada.
- Se paciente em uso de midriáticos, suspender o uso, para diminuir o risco de lesão capsular.
- Preparo cirúrgico do paciente de maneira habitual.
- Garantir que o êmbolo da seringa esteja móvel.
- Inserir a agulha acoplada à seringa no limbo temporal (ou em córnea transparente) em plano paralelo à íris.
- Aspirar cuidadosamente 0,1-0,2 mL de humor aquoso; reformar a câmara anterior, se necessário.
- Retirar a seringa cuidadosamente e instilar colírio antibiótico de acordo com protocolo do serviço para tratamento de infecção relacionada a cirurgia de glaucoma.
- Inocular em frasco ou meio adequado para cultura bacteriana/fúngica.
- Outras medicações tópicas ou intracamerais devem ser avaliadas conforme julgamento clínico.

Nos casos de suspeita de endoftalmite e coleta para análise de humor vítreo, deve-se proceder conforme orientado no capítulo de "Endoftalmite".

Tratamento

O tratamento das infecções relacionadas às cirurgias antiglaucomatosas é urgente e deve ser iniciado imediatamente. São essenciais para seu manejo a detecção precoce, a classificação do estágio da doença e a identificação do agente etiológico. Como a infecção pode ocorrer até mesmo 41 anos depois da cirurgia,[3] os pacientes precisam ser frequentemente avisados para buscar atendimento oftalmológico assim que experimentarem sintomas de hiperemia, irritação, baixa da acuidade visual e dor.

A base da terapia é a combinação de antibióticos tópicos, subconjuntivais ou intravítreos, assim como a terapia sistêmica. A blebite isolada (Estágio I) pode ser manejada com tratamento tópico e seguimento criterioso. Em geral, esses pacientes recebem colírio de fluorquinolona como moxifloxacino 1/1 h.[1,13]

No estágio II, em que já ocorre envolvimento do segmento anterior, é recomendado o uso de colírios fortificados a cada hora, inclusive durante a noite. A cefazolina 5% é recomendada como tratamento, já que cobre a maioria dos microrganismos encontrados nesse tipo de infecção.[14,15] Entretanto, o uso de vancomicina 5% associada com ceftazidima ou um aminoglicosídeo pode ser a combinação mais adequada visando cobrir bactérias Gram-positivas e Gram-negativas.[1] O uso de antibióticos perioculares ou sistêmicos não possui evidência forte na literatura.

O comprometimento vítreo, independentemente de sua gravidade (Estágios IIIa e IIIb), é uma emergência e deve ser tratado imediatamente. Realizar punção vítrea para cultura e injeção intravítrea (IIV) de vancomicina combinada com ceftazidima ou amicacina.[1] Ainda não é claro o papel de antibióticos sistêmicos e da vitrectomia no manejo.[2,7,14]

Devido ao prognóstico ruim das endoftalmites relacionadas a cirurgia antiglaucomatosa, existe a tendência de tratamento com injeção intravítrea de antibiótico ou vitrectomia via *pars plana* (VVPP) imediata associada à antibioticoterapia intravítrea.[2,4,18] Os resultados desfavoráveis com a intervenção cirúrgica apresentados na literatura podem ter viés pela maior gravidade dos casos selecionados para tal tratamento.[7,8]

O uso de corticoides tanto tópicos como intravítreos é controverso. Sua função de modificar a resposta inflamatória visando diminuir o dano para estruturas oculares ainda não tem respaldo na literatura.[13]

Tabela 7.1	
Classificação	**Opções de tratamento**
Estágio I (Blebite isolada)	Colírio de moxifloxacino 1/1 h
Estágio II (Reação inflamatória exacerbada em câmara anterior)	Colírios fortificados: Cefazolina 5% ou Vancomicina 5%1/1 h Associado ou não a Gentamicina 1,4-2%
Estágios IIIa e IIIb (Vitreíte)	IIV ou VVPP + IIV (Ceftazidima/Amicacina + Vancomicina)

IIV = injeção intravítrea; VVPP = vitrectomia.

Referências bibliográficas

1. Razeghinejad MR, Havens SJ, Katz LJ. Trabeculectomy bleb-associated infections. Surv Ophthalmol. 2017;62(5):591–610.
2. Yamamoto T, Sawada A, Mayama C, Araie M, Ohkubo S, Sugiyama K, et al. The 5-year incidence of bleb-related infection and its risk factors after filtering surgeries with adjunctive mitomycin C: Collaborative bleb-related infection incidence and treatment study 2. Ophthalmology [Internet]. 2014;121(5):1001–6.
3. Yamamoto T, Kuwayama Y, Kano K, Sawada A, Shoji N. Clinical features of bleb-related infection: A 5-year survey in Japan. vol. 91, Acta Ophthalmologica. 2013. p. 619–24.
4. Wallin Ö, Al-Ahramy AM, Lundström M, Montan P. Endophthalmitis and severe blebitis following trabeculectomy. Epidemiology and risk factors; A single-centre retrospective study. Acta Ophthalmol. 2014;92(5):426–31.
5. Greenfield DS, Su IJ, Miller MP, Tracy A, Palmberg PF, Flynn HW. Endophthalmitis Filtering. New York. 2011.
6. Jacobs DJ, Leng T, Flynn HW, Shi W, Miller D, Gedde SJ. Delayed-onset bleb-associated endophthalmitis: Presentation and outcome by culture. Clin Ophthalmol. 2011;5(1):739–44.
7. Song A, Scott IU, Flynn MPHHW, Budenz DL. Delayed-onset bleb-associated endophthalmitis: Clinical features and visual acuity outcomes. Ophthalmology. 2002;109(5):985–91.
8. Leng T, Miller D, Flynn HW, Jacobs DJ, Gedde SJ. Delayed-onset bleb-associated endophthalmitis (1996-2008): Causative organisms and visual acuity outcomes. Retina. 2011;31(2):344–52.
9. Moloney TP, Park J. Microbiological isolates and antibiotic sensitivities in culture-proven endophthalmitis: A 15-year review. Br J Ophthalmol. 2014;98(11):1492–7.
10. Brillat-Zaratzian E, Bron A, Aptel F, Romanet JP, Cornut PL, Vandenesch F, et al. FRIENDS Group: Clinical and microbiological characteristics of post-filtering surgery endophthalmitis. Graefe's Arch Clin Exp Ophthalmol. 2014;252(1):101–7.
11. Katz LJ, Cantor LB, Spaeth GL. Complications of Surgery in Glaucoma: Early and Late Bacterial Endophthalmitis Following Glaucoma Filtering Surgery. Ophthalmology. 1985;92(7):959–63.
12. Hattenhauer JM, Lipsich MP. Late endophthalmitis after filtering surgery. Am J Ophthalmol. 1971;72(6):1097–101.
13. Reynolds AC, Skuta GL, Monlux R, Johnson J, Krupin T. Management of blebitis by members of the American Glaucoma Society: A survey. J Glaucoma. 2001;10(4):340–7.
14. Azuara-Blanco A, Katz LJ. Dysfunctional filtering blebs. Surv Ophthalmol. 1998;43(2):93–126.
15. Brown RH. Treatment of Bleb Infection After Glaucoma Surgery. Arch Ophthalmol. 1994 Jan 1;112(1):57.
16. Chen PP. Outpatient Treatment of Bleb Infection. Arch Ophthalmol. 1997 Sep 1;115(9):1124.
17. Ciulla TA, Beck AD, Topping TM, Baker AS. Blebitis, early endophthalmitis, and late endophthalmitis after glaucoma-filtering surgery. Ophthalmology. 1997;104(6):986–95.
18. Sharan S, Trope GE, Chipman M, Buys YM. Late-onset bleb infections: Prevalence and risk factors. Can J Ophthalmol /J Can d'Ophtalmologie. 2009;44(3):279–83.

8

Infecções Associadas a Implante de *Buckle* Escleral

Luiza Manhezi Shin de Oliveira
Bruno Fortaleza de Aquino Ferreira
Thaisa Silveira Barbosa
Sergio Luis Gianotti Pimentel

A introflexão escleral com implante de *buckle* (ou pneu escleral) é indicada para descolamento de retina regmatogênico (DRR) com o objetivo de selar roturas e reaplicar a retina; a cirurgia está preferencialmente indicada para pacientes jovens, fácicos, com roturas periféricas. O procedimento pode ser realizado associado a vitrectomia via *pars plana* em casos de vitreorretinopatia proliferativa, roturas gigantes ou falência de vitrectomia primária para DRR.[1-3]

Ocasionalmente, o implante pode trazer complicações mesmo décadas após a cirurgia. O explante pode ser necessário por várias razões, tais quais extrusão, intrusão, exposição ou migração, infecção intra ou extraocular, dor crônica, distorção macular, lesão ao nervo óptico, diplopia, formação de granuloma ou hemorragia subconjuntival.[4-7]

O *buckle* é constituído de silicone, material inerte e estável *in vivo*,[8] porém, por ser um material exógeno, pode estar associado à formação de biofilme e aumentar o risco de infecções, o que afeta o prognóstico cirúrgico.[9-11] A incidência de infecção após implante de *buckle* varia entre 0,5 e 5,6% e pode resultar em complicações graves, como endoftalmite e panoftalmite.[9,12]

Os principais achados clínicos em caso de infecção são: irritação, dor, hiperemia conjuntival, quemose, secreção purulenta, fotofobia, hemolacria, baixa de visão e sensação de corpo estranho (Figura 8.1).[6,9,13,14] À ressonância magnética e à tomografia computadorizada, podem-se observar espessamento escleral difuso e edema de tecidos moles pré-septais.[15]

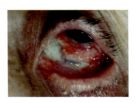

Figura 8.1 – Paciente com afilamento escleral na área do *buckle*, evoluiu com infecção local e endoftalmite após 17 anos da cirurgia.

Critérios de coleta

- Pacientes com sinais de infecção ocular, exposição ou extrusão do *buckle* escleral.

Materiais utilizados

- Luvas, campos e blefarostato estéreis;
- Colírio anestésico (cloridrato de proximetacaína 0,5% - Anestalcon®) e colírio de iodopovidona 5%;
- Frasco coletor universal;
- Caldo de tioglicolato;
- Tubo cônico tipo Falcon® com caldo BHI com antibiótico (para cultura de fungos).

Método de coleta

- Realizar preparo habitual em centro cirúrgico.
- Colocar blefarostato.
- Identificar local da deiscência.
- Remover, por completo, *buckle*, faixa e, eventualmente, fio de sutura.
- Colocar todos os materiais no frasco coletor universal.
- Adicionar caldo de tioglicolato.
- Enviar material imediatamente ao Laboratório de Microbiologia de referência.
- Solicitar no pedido CULTURA AERÓBIA e CULTURA ANAERÓBIA.

Em casos onde haja suspeita de infecção fúngica, o buckle deverá ser cortado, um fragmento deverá ser colocado no frasco universal conforme descrito acima e o outro em um tubo tipo Falcon® com caldo BHI com antibióticos; para esse frasco, deve-se solicitar no pedido "CULTURA PARA FUNGOS".

O material é incubado em temperatura adequada no setor de Microbiologia e, após a turvação do caldo de tioglicolato (indicando positivação do material), o conteúdo do frasco é semeado em placa de ágar sangue (Figuras 8.2 e 8.3).

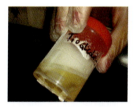

Figura 8.2 – *Buckle* em frasco coletor universal com caldo de tioglicolato.
Cortesia: Rebecca S.S.B. Dantas.

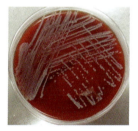

Figura 8.3 – Placa de ágar sangue com material semeado após caldo de tioglicolato tornar-se turvo.
Cortesia: Rebecca S.S.B. Dantas.

Tratamento

O tratamento a ser estabelecido é preferencialmente tópico, com colírios de antibióticos e deve ser direcionado ao agente etiológico isolado na cultura, de acordo com o antibiograma.

Em caso de suspeita de endoftalmite, deve ser coletado material do segmento posterior para análise laboratorial (conforme orientação do capítulo sobre endoftalmite).

Referências bibliográficas

1. Sun Q, Sun T, Xu Y et al. Primary vitrectomy versus scleral buckling for the treatment of rhegmatogenous retinal detachment: a meta-analysis of randomized controlled clinical trials. Curr Eye Res. 2012;37(6):492-9.
2. Heimann H, Bartz-Schmidt KU, Bornfeld N et al. Scleral buckling versus primary vitrectomy in rhegmatogenous retinal detachment: a prospective randomized multicenter clinical study. Scleral Buckling versus Primary Vitrectomy in Rhegmatogenous Retinal Detachment Study Group. Ophthalmology. 2007;114(12):2142-54.
3. Schwartz SG, Flynn HW. Primary retinal detachment: scleral buckle or pars plana vitrectomy? Curr Opin Ophthalmol. 2006;17(3):245-50.
4. Covert DJ, Wirostko WJ, Han DP, et al. Risk factors for scleral buckle removal: A matched, case-control study. Am J Ophthalmol 2008;146:434-439.
5. Han DP, Covert DJ, Wirostko, WJ, et al. Scleral buckle removal in the vitrectomy era. A 20-year clinical experience. Retina 2013;33:387-391.
6. Mohan N, Kar S, Padhi, TR, et al. Changing profile of organisms causing scleral buckle infections. A clinic-microbiological case series. Retina 2014;34:247-253.
7. Nemet A, Ferencz JR, Segal O, et al. Orbital cellulitis following silicone-sponge scleral buckles. Clinical Ophthalmology 2013;7:2147-2152.
8. Baino F. Scleral buckling biomaterials and implants for retinal detachment surgery. In: Medical Engineering & Physics, vol.32:945-956.
9. Tsui, Irena. Scleral buckle removal: indications and outcomes. Surv Ophthalmol 2012;57(3):253-263.
10. Bispo PJM, Haas W, Gilmore MS. Biofilms in infections of the eye. Pathogens 2015;4:111-136.
11. Holland SP, Pulido JS, Miller D, et al. Biofilm and scleral buckle-associated infections. A mechanism for persistence. Ophthalmology 1991;98:933-938.
12. Wirostko WJ, Covert DJ, Han DP, et al. Microbiological spectrum of organisms isolated from explanted scleral buckles. Ophthalmic Surg Lasers Imaging 2009;40:201-202.
13. Mukkamala K, Gentile R, Rao L et al. Recurrent hemolacria. A sign of scleral buckle infection. Retina 2010;30:1250-1253.
14. Oliveira LMF, Di Gioia TSR, Rosa VTA, et al Explanted Scleral Buckle, a retrospective study. ARVO Annual Meeting. Investigative Ophthalmology & Visual Science June 2015, Vol.56, 5072.
15. Mansour AM, Han DP, Kim JE. Radiologic findings in infected and noninfected scleral buckles. Eur J Ophthalmol 2007;17(5):804-11.

9

Evisceração Pós-endoftalmite

Juliana Mika Kato
Thaisa Silveira Barbosa
Patrícia Picciarelli de Lima
Yoshitaka Nakashima

Evisceração é a retirada cirúrgica do conteúdo intraocular (úvea, cristalino, retina e vítreo), preservando conjuntiva, esclera, músculos extraoculares e nervo óptico.[1] Trata-se de um procedimento geralmente indicado em casos refratários a tratamento clínico. As principais causas que levam a esse desfecho são endoftalmite (27-78%), trauma ocular (19-23%), olho cego doloroso (13%), *phthisis bulbi* (6-20%), úlcera de córnea (3-19%) e glaucoma terminal (5-7%).[2-4]

A evisceração pós-endoftalmite tem como principais fatores de risco a presença de úlcera de córnea associada, endoftalmite endógena, idade avançada e ausência de percepção luminosa na apresentação do quadro.[5,6] Apesar dos avanços em antibióticos e na cirurgia vitreorretiniana, ainda há um número significativo de pacientes que necessitam de evisceração ou enucleação. Observa-se que muitos casos são pacientes com baixo nível socioeconômico, baixa acessibilidade a serviço terciário e atraso na procura de atendimento médico.

A coleta do material é necessária para a identificação do microrganismo que levou à evisceração e para a redução do risco de disseminação da infecção para órbita, pele e tecido intracraniano.[1] Além disso, pode auxiliar em estudos posteriores sobre fatores de risco.

Critérios de coleta

Todos os casos de endoftalmites agudas ou crônicas que evoluam para evisceração.

Materiais

- Seringa de 5 mL;
- Agulha de 22 *gauge;*
- Tubo cônico tipo Falcon®;
- Frasco coletor universal com solução de formalina a 10% tamponada.

Método de coleta

A coleta deve ser realizada no intraoperatório da evisceração.

- Aspirar humor vítreo (o máximo possível) antes da remoção do globo ocular.
- Colocar em tubo cônico tipo Falcon® o humor vítreo puro.
- Coletar botão corneano e úvea e colocá-los no frasco coletor universal com solução fixadora (formalina a 10%, tamponada).
- Ao término do procedimento cirúrgico, colocar o material ocular resultante no frasco coletor universal com solução fixadora.

O tamanho do frasco deve ser apropriado para o espécime. Para a evisceração, um frasco padrão de 50 mL com 25-30 mL de solução fixadora é adequado. O espécime nunca deve ser colocado em solução salina, pois a equipe do laboratório que o recebeu assumirá que se trata de solução fixadora, e assim há grande risco da amostra se deteriorar devido a autólise do tecido sem fixação.[7]

- Solicitar cultura para aeróbio, anaeróbio, fungo e micobactéria e encaminhar o tubo cônico tipo Falcon® para o laboratório de microbiologia;
- Solicitar pedido de anátomo-patológico e encaminhar o frasco coletor universal com solução fixadora para o laboratório de patologia.

As principais suspeitas etiológicas do caso devem ser descritas de forma detalhada no pedido, a fim de direcionar a realização de colorações específicas pelo laboratório de Patologia. Essas colorações são necessárias, uma vez que fungos, bactérias e bacilos álcool ácido resistentes não são visíveis na coloração de rotina (Hematoxilina e Eosina).

Tratamento pós-operatório

É recomendado o uso de corticosteroide colírio de 4 em 4 horas (sugestão: dexametasona 0,1%) e antibiótico colírio (sugestão: ciprofloxacino 0,3% ou tobramicina 0,3%) de 4 em 4 horas por no mínimo 7 dias. O tempo de tratamento é estendido se houver deiscência de sutura e/ou disseminação de infecção.

Referências bibliográficas

1. American Academy of Ophthalmology. Basic and Clinical Science Course, Section 7: Orbits, Eyelids and Lacrimal System. San Francisco: American Academy of Ophthalmology, 2017-2018. p. 129-130.
2. Dada T, Ray M, Tandon R, Vajpayee RB. A study of the indications and changing trends of evisceration in north India. Clin Exp Ophthalmol. 2002 Apr;30(2):120-3.
3. Chaudhry IA, AlKuraya HS, Shamsi FA, Elzaridi E, Riley FC. Current indications and resultant complications of evisceration. Ophthalmic Epidemiol. 2007 Mar-Apr;14(2):93-7.
4. Arellano-Ganem MG, Zuazo F, González M, Abdala A, Olvera-Morales O, Tovilla-Canales JL, Nava-Castañeda Á. Evisceration surgery in a highly specialized center in Mexico: A retrospective study of 7 years of experience. Arch Soc Esp Oftalmol. 2017 Feb;92(2):58-62.
5. Lu X, Ng DS-C, Zheng K, et al. Risk factors for endophthalmitis requiring evisceration or enucleation. *Scientific Reports*. 2016;6:28100. doi:10.1038/srep28100.
6. Tsai YY, Tseng SH. Risk factors in endophthalmitis leading to evisceration or enucleation. Ophthalmic Surg Lasers. 2001 May-Jun;32(3):208-12.
7. Ralph C. Eagle Jr. Instructions for Submission of Specimens to the Ophthalmic Pathology Laboratory. Wills Eye Institute. Disponível em: <https://www.willseye.org/wp-content/uploads/2017/06/Specimen-submission-for-WEB-PATHOLOGY.pdf >. Acesso em maio de 2018.

10
Uveítes

Eduardo Ferracioli Oda
Tatiana Tanaka
Carlos Eduardo Hirata
Joyce Hisae Yamamoto Takiuti

Inflamação intraocular (uveíte) é causa de até 10% dos casos de cegueira legal nos Estados Unidos com incidência de 17 a 52 casos/100.000 pessoas-ano e prevalência de 69 a 114 casos/100.000 pessoas-ano.[1] Representa um grande desafio diante da heterogeneidade do espectro de uveítes e da necessidade crescente de diagnóstico e tratamento precisos. Quanto à etiologia, as uveítes podem ser infecciosas e não infecciosas (autoimunes e autoinflamatórias), em 35% e 44%, respectivamente.[2-5] Cinquenta a 60% das uveítes são consideradas idiopáticas.[2] Os principais microrganismos relacionados às uveítes são os protozoários (*Toxoplasma gondii*), as bactérias (*Treponema pallidum, Mycobacterium tuberculosis*) e os vírus herpes (herpes simples, herpes zoster, citomegalovírus). Nas uveítes imunomediadas (não infecciosas), como na doença de Vogt-Koyanagi-Harada, doença de Behçet e em várias coroidites não infecciosas, um agente viral ou bacteriano como desencadeante ou mesmo como ator principal responsável pelo dano inflamatório tem sido descrito.[3-6] A depender da faixa etária, apresentação clínica e de doenças sistêmicas, as síndromes mascaradas associadas a neoplasias oculares devem ser pesquisadas.[4,5]

Além da classificação etiológica, as uveítes são divididas anatomicamente, podendo ser anteriores (íris e corpo ciliar), intermediárias (*pars plana* e vítreo anterior), posteriores (retina e coroide) ou difusas. Quanto à apresentação, podem ser agudas (< três meses) ou crônicas (> três meses).[7]

O quadro clínico inclui dor ocular, baixa de acuidade visual, hiperemia ocular com injeção ciliar, precipitados ceráticos, celularidade aumentada do humor aquoso e humor vítreo, bem como aumento de seu teor proteico (*flare*) e lesões em retina e/ou coroide. Sintomas sistêmicos podem estar presentes a depender do diagnóstico.

O tratamento depende da etiologia específica de cada uveíte. Entretanto, para casos com curso desfavorável ou em que o diagnóstico etiológico não pode ser definido, a análise do material ocular pode auxiliar na elucidação diagnóstica.

Amostras para análise

Tanto amostras de **humor aquoso,** como do **humor vítreo,** podem ser úteis para a análise. Ao se definir qual material será analisado devem-se avaliar as condições do paciente (estabilidade clínica, possibilidade de ser submetido a procedimento cirúrgico), condições oculares (estrutura para procedimento cirúrgico e prognóstico visual), diagnóstico anatômico (humor aquoso pode ser coletado em todos os casos de uveíte ao passo que humor vítreo deve ser coletado em caso de uveítes intermediárias, posteriores e difusas), suspeita clínica e condições do serviço prestador para obter análise apropriada do material.[8-16] Deve-se ressaltar que o volume do material obtido é escasso e muitos procedimentos laboratoriais não são padronizados para tal tipo de material, requerendo que o médico solicitante contate previamente o laboratório em que a análise será realizada na tentativa de direcionar para a melhor análise disponível.

Planejamento antes da coleta

Como descrito anteriormente, o material ocular é escasso e deve ter sua coleta planejada de forma a maximizar os resultados. A discussão do caso com o cirurgião de retina deve levar em conta os aspectos técnicos da vitrectomia posterior via *pars plana*: coleta de humor vítreo antes da abertura da infusão de solução salina balanceada, coleta de humor vítreo diluído do cassete do vitreófago, biópsia de possíveis lesões e também a injeção intraoperatória de fármacos. O planejamento conjunto com a equipe de apoio do centro cirúrgico se faz necessário para que não ocorram erros de coleta, armazenamento dos meios e encaminhamento das amostras.

Com relação à análise laboratorial em específico, deve ser acordado com o laboratório de análises clínicas a prioridade de análise do material intraocular, a utilização de técnicas padronizadas e não padronizadas, tubos de coleta a serem utilizados e a prontidão da notificação de casos positivos que possam alterar a conduta em relação ao tratamento do paciente.

Análise laboratorial

Suspeita de infecção

- Microbiologia: semeadura de material intraocular em meios específicos para bactérias e fungos (frascos de hemocultura, placas de ágar).
- PCR convencional ou em tempo real: vírus, toxoplasmose, micobactéria e, excepcionalmente, outras bactérias e fungos.

Diferenciação entre processo imunomediado, infeccioso e tumoral

- Citologia: identificar componentes celulares, bem como possível diferenciação de patógenos por meio de colorações específicas (fixar material diluído com formol tamponado 10% na proporção 1:1).
- Citometria de fluxo: o material deve ser encaminhado para análise rapidamente evitando perda celular, utilizar meio específico (como solução RPMI).
- Citocinas: pesquisa de interleucina 10 e interleucina 6 podem auxiliar no diagnóstico de linfoma intraocular primário.

Paracentese diagnóstica de câmara anterior

A uveíte deve estar **ativa** com celularidade de câmara anterior mínima de (+).[7]

Indicações

- Suspeita de infecção viral herpética;
- Necessidade de diferencial entre infecção e processo imunomediado associado à doença de base:
  - ◘ Uveíte anterior de apresentação atípica, com pouca resposta ao tratamento padrão ou uveíte grave recorrente sem etiologia definida.

- ◻ Uveíte posterior/difusa de causa infecciosa provável (endoftalmites, retinite por CMV, necrose aguda de retina) ou de origem tumoral (linfoma e leucemia ocular).
- ◻ Suspeita de múltiplas infecções, principalmente em pacientes imunocomprometidos.

Materiais

- Seringa de insulina com agulha 27 *gauge* (ou 30 *gauge* se disponível) estéril;
- Luvas, campos e blefarostato estéreis;
- Colírio anestésico e colírio de iodopovidona 5%.

Método de coleta

- O procedimento de coleta deve ser realizado em ambiente cirúrgico; interromper o uso de midriáticos para diminuir risco de lesão capsular.
- Preparo cirúrgico do paciente de maneira habitual.
- Garantir que o êmbolo da seringa esteja móvel.
- Inserir a agulha acoplada à seringa no limbo temporal (ou em córnea transparente) em plano paralelo à íris.
- Aspirar cuidadosamente 0,1-0,2 mL de humor aquoso.
- Retirar a seringa cuidadosamente e instilar colírio antibiótico, mantendo o mesmo por no mínimo 3 dias.
- Encaminhar material em microtubo para análise (PCR) e inocular em frasco ou meio adequado para cultura bacteriana/fúngica.
- Outras medicações tópicas ou intracamerais devem ser avaliadas conforme suspeita clínica.

Vitrectomia diagnóstica

Indicações

- Uveítes intermediárias/posteriores/difusas de curso atípico ou com baixa resposta a tratamento padrão.

- Uveíte de etiologia desconhecida em que o exame poderá alterar significativamente o tratamento e prognóstico visual.
- Suspeita de malignidade.
- Situações clínicas de imunossupressão e possibilidade de múltiplas infecções.

Deverá ser agendada cirurgia de vitrectomia posterior com cirurgião de Retina após avaliação anestésica e clínica adequada.

Materiais

- Tubo cônico tipo Falcon® estéril;
- Seringa de 3 mL estéril com agulha de insulina 27 *gauge;*
- Frascos de hemocultura aeróbia infantil, anaeróbia e para cultura de fungo (frasco Myco/F *lytic*);
- Frasco de coleta universal;
- Luvas estéreis, gazes estéreis, agulha para aspirar (30 *gauge*);
- Outros: microtubos (PCR bacteriano e fúngico/PCR e citologia) e tubo com meio de cultura RPMI (citometria de fluxo).

Humor vítreo não diluído

Método de coleta

- Combinar coleta com cirurgião de retina;
- Antes de abrir a infusão da vitrectomia, aspirar 1 a 1,4 mL de vítreo NÃO DILUÍDO em seringa de 3 mL ou 5 mL. Para facilitar a coleta, conectar a seringa na via de aspiração do vitreófago. Evitar hipotonia excessiva. Em casos de hipotonia, abrir a infusão.

Pesquisa de infecção-microbiologia

- Com a ajuda de auxiliar ou do cirurgião, transferir de maneira estéril 0,3 mL para tubo cônico tipo Falcon® e encaminhar para culturas aeróbia, anaeróbia e de fungos.

Pesquisa de infecção – PCR para causas virais, parasitárias, bacterianas ou fúngicas

- Transferir mínimo de 0,2 mL para microtubo e encaminhar para análise por PCR direcionada para as principais suspeitas clínicas.

Detecção de causa imunomediadas ou neoplásicas

- Transferir 0,3 mL para tubo com RPMI (meio específico para preservação de células humanas) e encaminhar para avaliação por citometria de fluxo.
- Manter 0,5 mL na seringa e diluir com formol tamponado a 10% na proporção 1:1 (com agulha acoplada e lacrada) e enviar para análise *anatomopatológica*.

Humor vítreo diluído

Método de coleta

- Após procedimento de vitrectomia posterior, usando luvas estéreis, limpar superfície da bolsa coletora do cassete de resíduo vítreo com gaze estéril e álcool 70%.
- Aspirar 20 mL ou mais e transferir 3 mL para frasco de hemocultura aeróbia infantil, 10 mL para frasco de hemocultura anaeróbia e 8 mL para frasco de hemocultura micobactérias/fungos (frasco Myco/F *lytic*) para microbiologia.
- Aspirar 60 mL e transferir para 3 potes de coletores universais estéreis (20 mL em cada) e diluir na proporção 1:1 com formol tamponado a 10% e enviar para análise anátomo-patológica.

Tratamento

O tratamento pós-cirúrgico após o procedimento é feito com uso de antibiótico tópico de amplo espectro, como moxifloxacino 0,5% a cada 4 horas, tanto na paracentese de câmara anterior quanto na vitrectomia diagnóstica. No caso de vitrectomia diagnóstica, orienta-se uso de corticosteroide tópico, como dexametasona 0,1% a cada 4 horas, e midriático/cicloplégico, como tropicamida 1% a cada 8 horas. O tratamento específico da uveíte pré-procedimentais deve ser mantido até obtenção dos resultados laboratoriais.

No Quadro 10.1, estão descritas resumidamente algumas propostas de tratamento para as principais uveítes infecciosas.

Quadro 10.1 – Esquemas terapêuticos para as principais uveítes infecciosas		
	Tratamento	**Outras opções**
Toxoplasmose ocular	No imunocompetente: • Sulfadiazina (75 a 100 mg/kg/d) + pirimetamina (25 a 75 mg/d) + ácido folínico via oral por 4 a 6 semanas • Sulfametoxazol + trimetoprim (800/160) 12/12 h via oral por 4 a 6 semanas • Corticosteroide oral em situações específicas (Pradhan E e cols. Cochrane Database Syst Rev, 2016)	Clindamicina (600 mg 4×/d) + pirimetamina (25 a 75 mg/d) Outros
Tuberculose ocular (esquema básico)	RHZE dois meses RH 4 a sete meses (R=rifampicina, H=isoniazida, P=pirazinamida, E=etambutol) (Ministério da Saúde)	
Sífilis ocular	Penicilina cristalina (18-24 milhões UI/dia) por via endovenosa, por 14 dias (Ministério da Saúde)	Ceftriaxone (2 g/dia) endovenosa ou intramuscular, por 10-14 dias
Retinite por citomegalovírus (dose de ataque)	• Ganciclovir (5 mg/kg/dose) por via endovenosa 12/12 h ou • Valganciclovir (900 mg/d) oral por 14 a 21 dias (Stewart MW, Clin Ophthalmol 2010)	Foscarnet (90 mg/kg/dose) endovenoso 12/12 h por 14 a 21 dias
Necrose aguda de retina por vírus varicela-zoster ou herpes simples	• Aciclovir (10 mg/kg/dose) 8/8 h por via endovenosa por 7 a 10 dias, seguido de aciclovir (800 mg 5×/dia) oral por 6 a 14 semanas • Prednisona após início do aciclovir para controle da inflamação (Schoenberger SD e cols, Am J Ophthalmol 2017)	Valaciclovir (6 a 8 g/dia) oral por 7 a 10 dias, seguido de valaciclovir (1 g/d) por 6 ou mais meses
Endoftalmite endógena por *Candida*	• Fluconazol (200 a 400 mg/dia) oral • Voriconazol (400 mg 12/12 h, seguido de 200 mg 12/12 h) oral • Anfotericina B intravítrea (5 a 10 mg)	

Referências bibliográficas

1. Suttorp-Schulten, M.S. and A. Rothova, The possible impact of uveitis in blindness: a literature survey. Br J Ophthalmol, 1996. 80(9): p. 844-8.
2. Gouveia, E., et al., Causes of uveitis in a tertiary center in São Paulo city, Brazil. Arq Bras Oftalmol.2004;67:p.139-45.
3. Willermain, F., et al., Interplay between innate and adaptive immunity in the development of non-infectious uveitis. Prog Retin Eye Res, 2012. 31(2): p. 182-94.
4. Kimura, K., et al., Clinical features and diagnostic significance of the intraocular fluid of 217 patients with intraocular lymphoma. Jpn J Ophthalmol, 2012. 56(4): p. 383-9.
5. Sagoo, M.S., et al., Primary intraocular lymphoma. Surv Ophthalmol, 2014. 59(5): p. 503-16.
6. Lee, R.W., et al., Autoimmune and autoinflammatory mechanisms in uveitis. Semin Immunopathol, 2014. 36(5): p. 581-94.
7. Jabs, D.A., et al., Standardization of uveitis nomenclature for reporting clinical data. Results of the First International Workshop. Am J Ophthalmol, 2005. 140(3): p. 509-16.
8. Anwar, Z., et al., The diagnostic utility of anterior chamber paracentesis with polymerase chain reaction in anterior uveitis. Am J Ophthalmol, 2013. 155(5): p. 781-6.
9. Boulagnon, C., et al., Cytopathology of Vitreous Humor Samples in Routine Practice. Acta Cytol. 2016. 60(1): p. 65-73.
10. Chan, C.C., et al., Primary vitreoretinal lymphoma: a report from an International Primary Central Nervous System Lymphoma Collaborative Group symposium. Oncologist, 2011. 16(11): p. 1589-99.
11. Cheung, C.M., O.M. Durrani, and P.I. Murray, The safety of anterior chamber paracentesis in patients with uveitis. Br J Ophthalmol, 2004. 88(4): p. 582-3.
12. Chronopoulos, A., et al., Aqueous humor polymerase chain reaction in uveitis - utility and safety. BMC Ophthalmol, 2016. 16(1): p. 189.
13. Finger, P.T., et al., Anterior chamber paracentesis cytology (cytospin technique) for the diagnosis of intraocular lymphoma. Br J Ophthalmol, 2006. 90(6): p. 690-2.
14. Kase, S., et al., Diagnostic efficacy of cell block method for vitreoretinal lymphoma. Diagn Pathol, 2016. 11: p. 29.
15. Maruyama, K., et al., Comprehensive analysis of vitreous specimens for uveitis classification: a prospective multicentre observational study. BMJ Open, 2017. 7(11): p. e014549.
16. Rath, S., N. Mohan, and S. Basu, The diagnostic utility of anterior chamber paracentesis for polymerase chain reaction in anterior uveitis. Am J Ophthalmol, 2013. 156(4): p. 847.

Índice Remissivo

A

Acanthamoeba
    ceratite por, 14
    coloração para os cistos de, 14
    spp
        cultura de, 18
        pequisa de, 3, 14
Afilamento escleral na área do *buckle*, paciente com, *72*
Ágar
    chocolate, 4
        modelo de semeadura em, *33*
    não nutritivo, preparo de, 18
    Sabouraud, 5
    sangue, 4
        modelo de semeadura em, *33*
    Thayer Martin, 4
Água tamponada pH 7,2, 14
Álcool ácido 90%, 15
Ameba de vida livre, 18
Anel de infiltrado de ceratite por *Acanthamoeba* spp, *42*
Antibióticos sugeridos após identificação do agente, **63**
Azul de Evans, 43

B

Biologia molecular, 20
Branhamella
    catarrhalis, 4
    spp., 4
Buckle em frasco coletor universal com caldo de tioglicolato, *73*

C

Caldo
    BHI (*Brain Heart Infusion*), 5
    de tioglicolato, 5
Cell block, 24
    materiais para confecção do, 24
    procedimento, descrição do, 25
Ceratite(s)
    agente etiológico, **21**
    bacteriana(s), 10
        em pós-operatório de transplante de córnea, *30*
    espécimes recomendados, 21
    fúngica, *30*
    infecciosas, 9
    meios de transporte recomendados, 21
    por *Acanthamoeba*, 14, 41
        anel de de infiltrado de, *42*
        tratamento, 44
    por *Fusarium*, 36
    teste diagnóstico, 21
Ceratoconjuntivites
    agente etiológico, **21**
    espécimes recomendados, **21**
    meios de transporte recomendados, **21**
    teste diagnóstico, **21**
Cisto de *Acanthamoeba* spp, *17*
Coleta
    de material para microbiologia, sequência na, *49*

de raspado conjuntival para análise por biologia molecular, sequência na, *50*

materiais de, 3

Colírio de nitrato de prata, 47

Coloração por tricrômio, 14

controle de qualidade, 16

pontos críticos do processo, 16

processo de coloração, 16

Conjuntivite(s)

hiperagudas, 4

bacteriana, 9

neonatais, 9, 47

critérios de coleta, 48

materiais, 48

medicações utilizadas no tratamento das, **50**

método de coleta, 49

tratamento, 50

Corante tricrômio, 15

Cultura

de *Acanthamoeba* spp, 18

controle de qualidade, 19

exame das placas, 19

preparo das placas, 18

preparo de ágar não nutritivo, 18

de aeróbios, 5

de anaeróbios, 5

de microaerófilos, 5

de *N. gonorrhoeae*, 49

de secreção conjuntival, *11*

D

Descolamento de retina regmatogênico, 71

Diamidinas, 44

Dor, 29

Drogas intravítreas, 62

E

Endoftalmite
   agudas, 55
   crônica, 10
   endógena, 10, 56
      por *Candida*, esquemas terapêuticos, **85**
   infecciosa, 55
      análise laboratorial, 56
      meios utilizados, 57
      método de coleta utilizando meios sólidos, 61
      punção vítrea ambulatorial, 57
      vitrectomia, 58
   pós-cirúrgica, 10
   pós-trauma, 10
Equipamento de proteção individual, 3
Espátula de aço em destaque, *32*
Espécimes de anexos oculares, 10
Estudo SCUT (*The Steroids for Corneal Ulcer Trial*), 36
Etanol
   70%, 15
   90%, 15
   iodado 70%, 15
Evisceração pós-endoftalmite, 75
   critérios de coleta, 75
   tratamento pós-operatório, 77

F

Filamentos micelianos, múltiplos, *30*
Formalina 10%, 14
Frasco
   coletor universal, 8
   de hemocultura
      aeróbio infantil, 6
      anaeróbio adulto, 6
      para fungos e micobactérias, 7
Fungo (s)

filamentosos, 5, 7
leveduriformes, 5
pesquisa de, 3

G

Germes anaeróbios, 6

H

*Haemophilu*s spp, 4
Hiperemia ocular, 29
Hipópio, 29
Histoplasma capsulatum, 7
Humor
    aquoso, 11
    vítreo, 11
        análise do, 57
        diluído, 59
            análise do, 58
        não diluído
            análise do, 58
            coleta cirúrgica, *59*

I

Infecção(ões)
    após cirurgia antiglaucomatosa, 65
    associadas a implante de *buckle* escleral, 71
    corneana, 29
    dos anexos oculares
        agente etiológico, **20**
        espécimes recomendados, **20**
        meios de transporte recomendados, **20**
        teste diagnóstico, **20**
    fúngica, suspeita de, 5
    oculares, diagnóstico laboratorial das, 20
    por *Acanthamoeba* spp.
        diagnóstico laboratorial, 43

critérios de coleta, 43

materiais, 43

método de coleta, 44

por micobactérias, suspeita de, 7

Inflamação intraocular, 79

Introflexão escleral com implante de *buckle*, 71

K

Kit PCR para *Chlamydia/Neisseria gonorrhoeae*, 8

L

Lacrimejamento, 29

Lâmina de vidro, 3

Lâmpada de fenda, paciente posicionado na, *31*

Lesão "seca", 29

Líquido de conservação de córnea, 11

M

Material(is)

de coleta

ágar chocolate, 4

ágar Sabouraud, 5

ágar sangue, 4

ágar Thayer Martin, 4

caldo BHI (*Brain Heart Infusion*), 5

caldo de tioglicolato, 5

frasco coletor universal, 8

frasco de hemocultura para fungos e bactérias, 7

frasco de hemocultura aeróbio infantil, 6

frasco de hemocultura anaeróbio adulto, 6

kit PCR para *Chlamydia/Neisseria gonorrhoeae*, 8

lâminas de vidro, 3

meio Lowenstein Jensen, 6

meio RPMI, 8

membrana de acetato de celulose, 7

microtubo, 8

tubo cônico, 7
para estudo microbiológico, armazenamento de, 7
vítreo, 24
Medicações utilizadas no tratamento das conjuntivites neonatais, **50**
Meio
Lowenstein Jensen, 6
RPMI, 8
Membrana de acetado de celulose, 7, *60*
Método(s)
de amplificação de ácidos nucleicos, 48
de coleta utilizando meios sólidos, 61
de Gram, 66
Microrganismos saprófitos, 4
Microtubo, 8
Modelo de semeadura
em ágar chocolate, *33*
em ágar sangue, *33*
Mycobacterium tuberculosis, 79

N

Necrose aguda de retina por vírus varicela zoster
esquemas terapêuticos, **85**
Neisseria
gonorrhoeae, 4, 47
meningitidis, 4

O

Oftalmia *neonatorum*, 47
Olhos, condições inflamatórias dos, 9

P

Paracentese diagnóstica de câmara anterior, 66
Parasitologia,14
Patologia, 24
PCR de *C. trachomatis e N. gonorrhoeae*, 49
Placa de ágar sangue com material semeado após caldo de tioglicolato, *73*

Pneu escleral, 71
Processamento analítico, 11
    biologia molecular, 20
    microbiologia, 9
    parasitologia, 14
    patologia, 24
Pseudópodes, 41
Punção vítrea ambulatorial, 57

R

Raspado de úlcera de córnea, 11
Retinite por citomegalovírus, esquemas terapêuticos, **85**

S

Screw-capped, 18
Secreção conjuntival, 11
    cultura de, *11*
Sífilis ocular, esquemas terapêuticos, **85**
Síndrome do segmento anterior (TASS), 55
Staphylococcus
    aureus, 55
    epidermidis, 55
Streptococcus
    do grupo *viridans*, 55
    infecções por, 55

T

Técnicas moleculares rápidas, 23
Terapia fotodinâmica, 37
Toxoplasma gondii, 79
Toxoplasmose ocular, esquemas terapêuticos, **85**
Trauma ocular, 9
Treponema pallidum, 79
Tuberculose ocular, esquemas terapêuticos, **85**
Tubo cônico, 7
Turvação visual, 29

U

Úlcera(s)
- bacterianas não *Norcardia*, 36
- de córnea, 29
  - materiais para acoleta, 32
  - meios para semeadura, 32
  - método de coleta, 31
  - raspado de, *12, 13*
  - tratamento, 35
    - preparo dos colírios, 37

Ulceração crônica, 10

Uveíte
- agente etiológico, **21**
- amostra para análise, 80
- análise laboratorial, 81
- espécimes recomendadas, **21**
- humor vítreo diluído, 84
- humor vítreo não diluído, 83
- imunomediadas, 79
- infecciosas, esquemas terapêuticos para, 85
- meios de transporte recomendados, **21**
- paracentese diagnóstica de câmara anterior, 81
- planejamento antes da coleta, 80
- teste diagnóstico, **21**
- vitrectomia diagnóstica, 82

V

Vitrectomia, 58
- diagnóstica, 82
- via paras plana, 68

Obs.: números *em itálico* indicam figuras; n**úmeros** em **negrito** indicam tabelas.